抓主症选用中成药

龙一梅　主编

中国中医药出版社
·北京·

图书在版编目（CIP）数据

抓主症选用中成药 / 龙一梅主编 . —北京：中国
中医药出版社，2020.4（2024.6重印）
ISBN 978 - 7 - 5132 - 5748 - 0

Ⅰ.①抓… Ⅱ.①龙… Ⅲ.①中成药—普及读物
Ⅳ.① R286—49

中国版本图书馆 CIP 数据核字（2019）第 220688 号

中国中医药出版社出版

北京经济技术开发区科创十三街 31 号院二区 8 号楼
邮政编码　100176
传真　010-64405721
北京盛通印刷股份有限公司印刷
各地新华书店经销

开本 880×1230　1/32　印张 8.25　字数 196 千字
2020 年 4 月第 1 版　2024 年 6 月第 5 次印刷
书号　ISBN 978 - 7 - 5132 - 5748 - 0

定价　39.80 元
网址　www.cptcm.com

服 务 热 线　010-64405510
购 书 热 线　010-89535836
维 权 打 假　010-64405753

微信服务号　**zgzyycbs**
微商城网址　**https://kdt.im/LIdUGr**
官 方 微 博　**http://e.weibo.com/cptcm**
天猫旗舰店网址　**https://zgzyycbs.tmall.com**

《抓主症选用中成药》
编委会

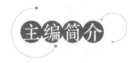
主编简介

　　龙一梅，女，1969 年生，医学硕士、中医学教授、主任医师。1992 年毕业于宁夏医科大学，全国第三批老中医药专家学术经验继承人，师从宁夏回族自治区名老中医李遇春教授。中华中医药学会方剂学分会常委、中国民族医药学会科普分会常务理事。从事方剂、中药教学及内科临床工作 20 余年，侧重于方剂理论及其临床应用的研究。发表专业论文 20 余篇，主编著作 3 部，主编教材 1 部、副主编教材 2 部、参编教材 5 部。主持、参与科研课题 6 项。

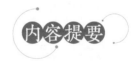

内容提要

　　本书分为两部分，第一部分为中成药常识，以疑问的形式，如"中成药有不良反应吗""服用含有西药的中成药的基本注意事项是什么"等，回答常见的关于中成药的问题，使读者能清楚地知晓中成药的常识；并紧扣本书的主题抓主症，回答为什么要抓主症识用中成药，如何抓主症识用中成药。第二部分为各科常见病的中成药抓主症选用知识，将常用中成药按内、外、妇、耳鼻喉、口等科常见病进行分类，常见病以中医的病名为主，如：感冒、咳嗽、头痛、眩晕等。对每一个病又进行了概念和中医治疗思路的简单阐释并分型；通过抓主症选用常见的中成药，列出每一个中成药的组成、功效、应用、注意事项，在应用中多区别同类药，结合现代医学定义的疾病。每个病附带从医者角度的"医生提示"，介绍本病预防、护理、防复等常识，使读者不仅能抓主症准确地选用中成药，还能了解一些常见病的知识和中医医理。

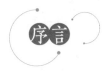

序言

　　中医药源于实践，几千年来对人类健康的贡献是巨大的。中医药文化蕴含着丰富的哲学思想和人文精神，是我国传统文化的瑰宝。将中医药知识在一定的地区、一定的范围内进行推广，使其大众化，对弘扬中医药文化意义重大。2007年"中医中药中国行"大型科普宣传活动启动仪式在北京启动，拉开了全国性大型中医中药科普宣传活动的序幕。

　　宁夏医科大学是宁夏地区唯一一所医学高等院校，中医学院承担着全省中医药教育工作。2017年中医学被确定为第一批国内一流学科。为了更好地发挥中医药服务基层的作用，相关专家经过多次研讨，确定了要使中医药知识以科普方式进行推广的原则，并决定出版一套中医药科普系列图书，编写一套公众易于理解、接受和参与的中医药科普著作。这套书包括《大国医小传》《抓主症选用中成药》《教你望而知病——图说望诊》《四季养肺保儿康》《女性生殖健康的中医帮手》《针灸的故事》。这几本科普著作从不同角度，以专业的知识，运用通俗易懂的语言向读者介绍了各种中医药文化知识。

中医药科普工作是我国卫生事业的重要组成部分，宁夏医科大学中医学一流学科建设的目标之一就是要做好中医药的产学研，让中医药更好地服务社会，惠及民生。这套系列图书是反映中医药智慧与知识、雅俗共赏的科普读物，能够把中医药文化、中医药思想、中医药理论、中医药技术等传播给社会、大众，让更多民众了解中医，认识中医，应用中医。

本书编委会

2019 年 11 月 24 日

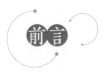

前言

　　中成药因其购买便捷，服用、储存、携带方便，为大众所接受，使用十分广泛。然辨证论治是中医的特点，也是中医的灵魂，中成药也要辨证选用才能对证对病，否则轻则贻误病情，重则适得其反，雪上加霜。例如：治腹泻的中成药，附子理中丸适合于以面色苍白或萎黄，腹部怕凉，畏寒肢冷、大便稀溏或水样便，舌胖苔白为主症的虚寒性腹泻；复方黄连素适用于以大便臭秽、肛门灼热或脓血便、舌红苔黄为主症的湿热性腹泻；而参苓白术散主治以面黄、形瘦乏力、纳差便溏、完谷不化、舌淡苔白腻为主症的脾虚型腹泻。如果不辨证而仅凭止泻随意选用，药不对证，不但于病无效，反而还延误加重了病情。加之中成药品种繁多，同类中成药也不少，如何正确选择常常给大众带来困扰。让大众都懂中医辨证，显然不可能！让药店人员或西医医师完全熟悉辨证，也很难达到！

　　本书将常用中成药进行了三级分类：一级按内、

外、妇等科常见病症来分类；二级按大众能理解的主要症状，即中医病名（如咳嗽、头痛、眩晕等）和大众熟知的常见病（如感冒、胆囊炎、糖尿病、高血压等）来分类；三级以病分型，每型以抓主症选药为纲列举中成药，大大简化了辨证过程，按图索骥即可较准确地选用中成药，并附成分、功效等，以求简单明了，准确实用。希望此书能成为大众合理选用中成药的便捷手册。

本人从事中医教学、临床 20 余年，编写中融入了本人的思路、见解、经验和大量的心血，如果能对大众、西医医师、药店从业人员或初学中医者合理选用中成药起到很好的引导作用，对中成药知识和中医理论能起到科普作用，将甚感欣慰！

本书的编写受到宁夏医科大学中医学院原院长刘敬霞的热情鼓励和中医学院的大力支持，在此深表谢意！

由于我们同时承担临床和科研任务，时间、精力有限，不妥之处在所难免，恳请读者和同道给予批评指正！

编者
2019 年 8 月于宁夏银川

目录

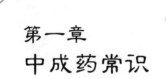

第一章
中成药常识

什么是中成药

中药成药简称为中成药，是以中药材为原料，在中医药理论指导下，按规定的处方和制剂工艺将其加工制成一定剂型的中药制品，是经国家药品监督管理部门批准的商品化的一类中药制剂。具有特有名称，并标明成分、功效、主治、用法用量、规格、应用禁忌与注意事项。

中成药，是由我国历代医药学家经过千百年医疗实践创造、总结的有效方剂的精华，如选用正确，具有确切的疗效。

中成药剂型多样，常用的有丸剂、散剂、膏剂、浓缩丸、胶囊、口服液、片剂、颗粒剂、滴丸等。

为什么要抓主症选用中成药

中成药的应用是以中医理论体系为指导，辨证施治，调理人体的气血阴阳以恢复平衡，基本原则是"热者寒之，寒者热之""虚者补之，实者泻之"。意思就是热证要用药性寒凉的药，寒证要用药性温热的药，虚证要用具有补益功效的药；实证要用具有祛邪（如发汗、泻火、通便等）功效的药。所以合理使用中成药的前提是"辨证"，否则轻则延误病情，重则适得其反。可没有中医药背景知识者无从"辨证"，如何能正确地选用中成药？我们可执简驭繁，抓住疾病的主要症状来选择合适的中成药，即抓主症选用中成药。这样就大大提高了中成药应用的准确性。

如何抓主症选用中成药

本书以便捷选用为目的，将各科常见病的中成药大多按辨证分型，个别按主要症状分型，每型列出其主要症状（一般不

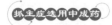

列舌、脉这样的专业辨识症状），只要对照不同型的主要症状按"症"索骥即可选择合适的中成药。如：感冒风热型，以发热有汗、微恶风寒、口干舌红、咽喉红肿疼痛为主症者即可选用银翘解毒丸、银黄颗粒（口服液）、双黄连口服液、维C银翘片、连花清瘟胶囊、板蓝根冲剂、清开灵口服液（胶囊）之类；咳喘痰多清稀型，以咳喘、常反复发作、痰清稀量多为主者即可选用小青龙合剂、苓桂咳喘宁胶囊之类。

如何正确选择剂型

中医讲"丸者缓也""汤者荡也"。意思为丸剂药物吸收较慢，作用和缓持久；汤剂药物吸收快，药效发挥迅速，药力强。对于中成药的丸（蜜丸、浓缩丸、水丸）、口服液、胶囊、糖浆、膏、片、颗粒、滴丸、散而言，一般来说滴丸（如丹参滴丸、速效救心丸）可舌下含服，吸收最快，多用于急症或急救，因此同一药有多种剂型者需要选择最优剂型。如藿香正气有丸、胶囊、液、口服液、片的不同，其中以口服液吸收最快，药效最强。其次为胶囊、丸、片。藿香正气口服液为酊剂，不耐酒精者则可选择藿香正气液或胶囊等。总的来说宜根据病情的轻重、治疗的需要选择合适的剂型。

中成药有不良反应吗

中成药也有不良反应，但口服及外用中成药所致不良反应较少、较为安全，而且多为可逆性的不良反应；而中药注射剂与口服中成药相比，其不良反应较多。中成药的不良反应可有多种多样的表现，较常见的是过敏反应和胃肠道反应。过敏反应通常表现为皮疹、瘙痒甚至是重症药疹、全身过敏反应及过敏性休克等，服用含有虫类药（地龙、全蝎、蜈蚣、僵蚕等）

的中成药之后易见。当然服用某药曾出现过敏反应者当禁用此药，另外过敏体质者也当慎用药。胃肠道反应主要表现为恶心、呕吐（如服用含有乳香、没药、山豆根的中成药）、腹痛、腹泻（如服用含有白芥子的或寒凉性中成药）等。还有一些特殊的，如含有雷公藤的中成药会造成妇女闭经。当然有些含有有毒、有大毒成分（如附子、乌头、朱砂、马钱子、水蛭、斑蝥、蟾酥等）的中成药如果应用不当可能会造成更为严重的不良反应。

为了知晓、减少、避免不良反应的发生，服用中成药前一定要认真阅读说明书中的用法用量、不良反应、应用禁忌和注意事项。

服用含有西药的中成药的基本注意事项是什么

中成药中有一些是含有西药成分的，属中西药复方制剂。如：维 C 银翘片、消渴丸、血脂康等。虽然中西药复方制剂比单纯的纯中药或纯西药制剂更有效，但它们的使用注意事项也更为复杂，出现不良反应的概率也更高，因此更应该重视和关注中西药复方制剂的使用注意事项。最基本的要注意以下几点：①弄清所含西药成分，不能再使用同种成分的西药或随意加大该中成药剂量，以免重复用药或用药过量；②注意和其他西药联用的药物相互作用，以防降低药物疗效和出现不良反应。

服用中成药有禁忌吗

服用中成药和服用中药汤剂一样，严格来讲都有禁忌。最基本的就是饮食禁忌，即俗称的忌口，传统要求忌五辛（葱、蒜、胡荽、酒醴、虾蟹），一般要求忌食生冷、油腻、腥膻、刺激性的食物。特殊的如人参类制剂忌萝卜（因为萝卜能减弱人参的补气作用）等。所以在服用中成药期间适当的饮食能辅助疗效提高，不当的饮食反而降低疗效。另外还有妊娠禁忌、证候禁忌、药物禁忌，一般在说明书中都会有，只要认真阅读即可。本书中每种药也都列了注意事项一栏。

服用中成药的常规注意事项有哪些

1. 忌食生冷、油腻、腥膻、刺激性的食物。

2. 服药两周以上无改善者应到医院就诊。

3. 对本品过敏者禁用，过敏体质者慎用。

4. 补益类中成药感冒时不宜服用。

5. 活血祛瘀类、含有毒成分的中成药孕妇禁用。

6. 含有西药成分的中成药不可随意加大剂量。

7. 有高血压、心脏病、肝病、糖尿病、肾病等慢性病严重者应在医师指导下服用。

8. 儿童、孕妇、哺乳期妇女、年老体弱者应在医师指导下服用。

9. 过期药品不可再服用。

第二章
常见内科疾病的
中成药选用

第一节 呼吸内科常见病的中成药选用

感 冒

（一）什么是感冒

感冒是鼻腔、咽或喉部急性炎症的概称。是最常见的急性呼吸道感染性疾病，多呈自限性，但发生率较高。成人每年发生2～4次；儿童发生率更高，每年6～8次。全年皆可发病，冬春季较多，具有一定的传染性。常见病因为病毒，少数由细菌引起。病情较轻者称"伤风"，病情较重且在一个时期内引起广泛流行、临床表现相类似的，称为"时行感冒"。一般认为西医学中的上呼吸道感染属于本病范畴，流行性感冒与时行感冒近似。临床表现为鼻塞、流涕、打喷嚏、头痛、咽喉肿痛、恶寒发热、全身不适等。

（二）中医如何治感冒

感冒属于中医表证的范畴，是由风寒、风热等外邪入侵人体肌表所造成，故中医治疗感冒的大法是汗法，即通过发汗的方法将外邪驱赶出去。具体的又可根据所致病邪的不同分为风寒、风热、风寒湿、暑湿及体虚外感，而相应采取疏散风寒、疏散风热、解表散寒祛湿等不同的治法。其中最常见的就是风

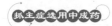

寒和风热（日常生活中大家对风寒、风热的鉴别，编者以为可以视有无"咽痛"进行简单区分，有咽痛者即为风热感冒）。

（三）治疗感冒如何抓主症选用中成药

1. 风寒感冒　以恶寒发热、无汗、头身疼痛、鼻塞流清涕、口不渴为主症者，可酌情选用以下中成药。（病情较轻者，可用生姜15克、红糖10克煎水代茶，或用胡椒3克放入菜汤中热饮，汗出则病愈。）

感冒清热颗粒（胶囊、口服液）

【成分】荆芥穗、薄荷、防风、紫苏叶、柴胡、葛根、桔梗、苦杏仁、白芷、芦根、苦地丁。

【功效】疏风散寒，解表清热。

【应用】

1）综合全方组成来看，此方寒温药各占一半，是一首寒温并用、偏性不太大的方子，对于感冒时常见的症状此方中都有相应的药物，可见其配方基本上面面俱到了。但实际上此方是针对寒热症状都不太明显的早期、轻型感冒，或容易感冒的人受寒后的预防治疗，其对寒热偏性明显、感冒症状重、时间长的感冒不太有效。症见头痛发热，恶寒身痛，鼻流清涕，咽痒咽干，轻咳。总之此方各药药性平和、润而不燥、不寒不热、不温不火，比较适合北方地区或秋冬季节气候比较干燥的地方，小儿、成年人、老人都可以用。

2）当感冒有明显寒热偏向时，可以采用下面两种方法：感冒时面色比平时发暗，怕冷明显，提示感冒偏寒性，可以用感冒清热颗粒1包，兑入藿香正气水半支或1支（根据寒的程度选择），开水冲，搅匀，趁热服，每日2～3次；若感冒时嘴唇色红，咽干痛，鼻干，小便黄，则提示感冒偏热性，可以用感冒清热颗粒、银黄颗粒（或板蓝根颗粒）各1包，开水冲化，搅匀，温服。每日2～3次。

【注意】不宜单用于口咽干、咽痛等症状明显的上呼吸道感染患者。

风寒感冒颗粒

【成分】麻黄、葛根、紫苏叶、防风、桂枝、白芷、陈皮、苦杏仁、桔梗、甘草、干姜。辅料为蔗糖、糊精。

【功效】解表发汗，疏风散寒。

【应用】

1）本品药性温热，发汗散寒力强，又能宣肺化痰止咳，适用于风寒重感冒，又伴有咳嗽者。症见恶寒、无汗、发热、头痛、咳嗽、鼻塞、流清涕等。

2）宜趁热小口频饮，或添衣加被以助药力。

【注意】

1）不适用于咽干、咽痛、大便干结、痰多色黄而黏等症状明显的上呼吸道感染患者。

2）方中含有麻黄，高血压、心脏病患者以及运动员慎用。

3）糖尿病患者不宜使用。

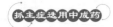

柴连口服液

【成分】麻黄、柴胡、广藿香、肉桂、连翘、桔梗。辅料为蔗糖、阿司帕坦、聚山梨酯80。

【功效】解表宣肺，化湿和中。

【应用】

1）本品退热作用佳，又能化湿和中，适用于风寒感冒夹湿者，症见怕冷、体温偏高、口苦咽干、恶心不欲饮食、鼻塞、苔白水滑等。

2）如风寒感冒伴见恶心欲呕甚或呕吐者，可合用藿香正气水。

【注意】

1）不宜用于咽痛，大便干结，痰多色黄而黏等症状明显的上呼吸道感染患者。

2）方中含有麻黄，高血压、心脏病患者及运动员慎用。

3）糖尿病患者慎用。

正柴胡饮颗粒

【成分】柴胡、防风、陈皮、赤芍、甘草、生姜。

【功效】发散风寒，解热止痛。

【应用】

1）本品退热止痛作用佳，适用于外感风寒初起。症见发热恶寒，无汗，头痛，鼻塞，喷嚏，咽痒咳嗽，四肢酸痛或流感初起、轻度上呼吸道感染见上述证候者。

2）如风寒感冒较重者，宜改服风寒感冒颗粒。

3）若为体温偏高、咽干、咽痛、口渴等症状明显之流行性感冒，亦可与清开灵、清热解毒口服液等配合服用。

【注意】不宜用于咽痛、痰多色黄而黏等症状明显的上呼吸道感染患者。

小柴胡颗粒

【成分】柴胡、姜半夏、黄芩、党参、甘草、生姜、大枣。

【功效】解表散热，疏肝和胃。

【应用】

1）本品为和解之剂，退热作用佳，又能疏肝和胃，适用于感冒见发热怕冷往来发作（寒热往来），胸胁胀满不适，口苦咽干，心烦欲吐，不欲饮食等，症状有一两个即可。

2）如风寒感冒恶心呕吐较重而无寒热往来者，宜改服藿香正气水。

【注意】不适用于怕冷明显、不出汗、浑身酸痛等症状明显的流行性感冒患者。

2. 风寒湿感冒 以恶寒发热、无汗、肢体酸困沉重、头痛、头重如裹等为主症者，可酌情选用以下中成药。

九味羌活丸（颗粒、口服液）

【成分】羌活、防风、苍术、细辛、川芎、白芷、黄芩、甘草、地黄。

【功效】疏风解表，散寒除湿。

【应用】

1）本品能发散风寒湿邪，又长于止头身疼痛，适用于

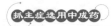

感冒见外感风寒夹湿导致的恶寒发热无汗、头痛且重、肌肉关节酸痛、口苦等症状明显的患者。

2）如体温偏高，可合用正柴胡饮。

【注意】本品不宜用于咽痛、扁桃体红肿、恶心、大便溏稀、便后不爽等症状明显的上呼吸道感染患者。

荆防颗粒

【成分】荆芥、防风、羌活、独活、柴胡、前胡、川芎、枳壳、茯苓、桔梗、甘草。

【功效】发汗解表，散风祛湿。

【应用】本品发散风、寒、湿三邪，又化痰止咳，较九味羌活丸止头身疼痛作用弱，适用于外感风寒夹湿证，症见头痛、肌肉关节酸痛，恶寒无汗，鼻塞清涕，咳嗽白痰者。

【注意】本品慎用于咽痛、扁桃体红肿等症状明显的上呼吸道感染患者。

3. 风热感冒 以发热有汗、微恶风寒、口干舌红、咽喉红肿疼痛为主症者，可酌情选用以下中成药。

银翘解毒丸

【成分】金银花、连翘、薄荷、荆芥、淡豆豉、牛蒡子（炒）、桔梗、淡竹叶、甘草。

【功效】辛凉解表，清热解毒。

【应用】

1）用于风热感冒，症见发热头痛，咳嗽口干，咽喉疼痛者。

2）本方清热解毒效果突出，发热、咽痛明显者尤为适宜。另：遵原方意，以芦根煎水送服效果更佳。

【注意】

1）风寒感冒者不适用。其表现为恶寒重，发热轻，无汗，头痛，鼻塞，流清涕，喉痒咳嗽。

2）孕妇忌服，高血压、心脏病、胃病患者慎用。

羚翘解毒丸

【成分】羚羊角、金银花、连翘、薄荷、荆芥穗、淡豆豉、牛蒡子（炒）、桔梗、赤芍、淡竹叶、甘草。辅料为蜂蜜。

【功效】疏风解表，清热解毒。

【应用】

1）用于风热感冒引起的憎寒发热，周身疼痛，四肢酸懒，头晕咳嗽，咽喉肿痛。

2）本方较银翘解毒丸多一味羚羊角，尤其适合于小儿风热感冒高热不退或惊风抽搐者。

3）若体温偏高、咽干咽痛等症状明显，可与清开灵、紫雪等配合服用。

【注意】

1）不适用于怕冷明显、不出汗、浑身酸痛等症状明显的风寒感冒患者。

2）年老体弱、儿童、哺乳期妇女、脾虚大便不成形者应在医师指导下服用。

3）孕妇、高血压、心脏病、胃病患者慎用。

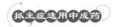

羚羊感冒片

【成分】羚羊角、牛蒡子、淡豆豉、金银花、荆芥、连翘、淡竹叶、桔梗、薄荷素油、甘草。

【功效】疏风解表，清热解毒。

【应用】

1）用于风热感冒引起的发热恶风，头痛头晕，咳嗽，胸闷，咽喉肿痛。

2）其他同羚翘解毒丸。

【注意】同羚翘解毒丸。

银黄颗粒（口服液）

【成分】金银花提取物、黄芩提取物。

【功效】清热疏风，利咽解毒。

【应用】

1）用于外感风热、肺胃热盛所致的咽干、咽痛、喉核肿大、口渴、发热；急慢性扁桃体炎、急慢性咽炎、上呼吸道感染见上述证候者。

2）治疗急慢性扁桃体炎、急慢性咽炎或外感咽喉肿痛明显时，可配合使用含片和外用药物以加强疗效。

【注意】

1）不适用于怕冷明显、不出汗、浑身酸痛等症状明显的感冒患者。

2）若兼见心烦、手足心热、失眠、心悸、口渴不欲饮等症状者慎用。

3）不可与温补性中成药同用。

4）本药性味寒凉，素体脾胃虚寒症见大便不成形，不欲饮食，冷饮或食后腹胀者慎用。

双黄连口服液

【成分】金银花、黄芩、连翘，辅料为蔗糖。

【功效】疏风解表，清热解毒。

【应用】

1）用于外感风热所致的感冒，症见发热、咳嗽、咽痛。上呼吸道感染、流行性感冒、支气管炎、肺炎、扁桃体炎、咽炎、口腔炎、小儿肺炎、舌叶状乳头炎见上述证候者均可使用。

2）治疗急慢性扁桃体炎、急慢性咽炎或外感咽喉肿痛明显时，可配合使用含片和外用药物以加强疗效。

【注意】

1）不适用于怕冷明显、不出汗、浑身酸痛等症状明显的感冒患者。

2）糖尿病患者，高血压、心脏病患者及肝病、肾病等慢性病严重者应在医师指导下服用。

3）不可与温补性中成药同用。

4）本药性味寒凉，素体脾胃虚寒症见大便不成形，不欲饮食，冷饮或食后腹胀者慎用。

维C银翘片（含扑尔敏、扑热息痛）

【成分】山银花、连翘、荆芥、淡豆豉、淡竹叶、牛蒡子、芦根、桔梗、甘草、马来酸氯苯那敏、对乙酰氨基酚、维生素C、薄荷素油。

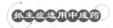

【功效】疏风解表，清热解毒。

【应用】

1）用于外感风热所致的流行性感冒，症见发热、头痛、咳嗽、口干、咽喉疼痛。

2）治疗急、慢性扁桃体炎，急、慢性咽炎或外感咽喉肿痛明显时，可配合使用含片和外用药物以加强疗效。

【注意】

1）本品属中西药复方制剂，如与其他药物同时使用可能会发生药物相互作用，如与其他解热镇痛药并用，有增加肾毒性的危险，详情请咨询医师或药师。

2）配方中扑尔敏会引起困倦感，用药期间不宜驾驶车辆、管理机器及高空作业等。

3）长期大量用药会导致肝肾功能异常，肝肾功能不全者慎用。

连花清瘟胶囊

【成分】连翘、金银花、炙麻黄、炒苦杏仁、石膏、板蓝根、绵马贯众、鱼腥草、广藿香、大黄、红景天、薄荷脑、甘草。辅料为淀粉。

【功效】清瘟解毒，宣肺泄热。

【应用】

1）用于治疗流行性感冒属热毒袭肺证，症见发热或高热，恶寒，肌肉酸痛，鼻塞流涕，咳嗽，头痛，咽干咽痛，舌偏红，苔黄或黄腻等。

2）若体温高热不退，咽痛红肿等症状明显，可与清开灵、紫雪、片仔癀等配合服用。

【注意】

1）风寒感冒者不适用。

2）高血压、心脏病患者慎用。有肝病、糖尿病、肾病等慢性病严重者应在医师指导下服用。

3）儿童、孕妇、哺乳期妇女、年老体弱及脾虚便溏者应在医师指导下服用。

4）严格按用法用量服用，本品不宜长期服用。

5）运动员慎用。

板蓝根颗粒

【成分】板蓝根。辅料为糊精、蔗糖。

【功效】清热解毒，凉血利咽。

【应用】

1）适用于流行性感冒、急性咽炎、急性扁桃体炎见咽痛、咽红、扁桃体红肿疼痛、发热、舌红、苔黄等症状明显的患者。

2）如急性咽炎、急性扁桃体炎感染严重者，可酌情联合使用抗生素。

【注意】

1）风寒感冒者不适用。

2）糖尿病患者及有高血压、心脏病、肝病、肾病等慢性病严重者应在医师指导下服用。

3）儿童、孕妇、哺乳期妇女、年老体弱、脾虚便溏者应在医师指导下服用。

4）扁桃体有化脓或发热、体温超过38.5℃的患者应去医院就诊。

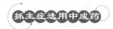
清开灵口服液（胶囊）

【成分】胆酸、珍珠母、猪去氧胆酸、栀子、水牛角、板蓝根、黄芩苷、金银花。

【功效】清热解毒，镇静安神。

【应用】

1）本方主治为外感风热时毒，火毒内盛所致的高热不退，烦躁不安，咽喉肿痛，舌质红绛，苔黄，脉数；可用于上呼吸道感染、病毒性感冒、急性化脓性扁桃体炎、急性咽炎、急性气管炎、高热等病症属于上述证候者。

2）如急性咽炎、急性扁桃体炎感染严重者，可酌情联合使用抗生素。

【注意】

1）不适用于怕冷明显、不出汗、浑身酸痛等症状明显的流行性感冒患者。

2）本药性味苦寒，久病体虚，脾虚腹泻、大便不成形、不欲饮食，食后腹胀者慎用。

3）有高血压、心脏病、肝病、糖尿病、肾病等慢性病严重者应在医师指导下服用。

4）儿童、孕妇、哺乳期妇女、年老体弱及脾虚便溏者应在医师指导下服用。

4.暑湿感冒　以发热恶寒、胸脘痞闷、身重倦怠、呕恶、苔腻等为主症者，可酌情选用以下中成药。

藿香正气水（软胶囊、片）

【成分】苍术、陈皮、厚朴（姜制）、白芷、茯苓、大腹皮、生半夏、甘草浸膏、广藿香油、紫苏叶油。

【功效】解表化湿，理气和中。

【应用】

1）用于外感风寒、内伤湿滞或夏伤暑湿所致的感冒、肠胃型感冒，症见头痛昏重、胸膈痞闷、脘腹胀痛、呕吐泄泻。

2）属外感致头昏乏力兼恶心、呕吐、腹泻之症者，即可服用。

3）也可用于饮食不洁、水土不服、晕车晕船所致呕吐泄泻。

【注意】

1）不适用于风热感冒患者。

2）吐泻严重者应及时去医院就诊。

3）本品含40%～50%乙醇（酒精），服药后不得驾驶机、车、船，从事高空作业、机械作业及操作精密仪器。

4）对本品及酒精过敏者禁用，过敏体质者慎用。

5）不宜和滋补性中药同时服用。

六合定中丸

【成分】广藿香、紫苏叶、香薷、木香、白扁豆（去皮、炒）、檀香、茯苓、桔梗、枳壳（去心、麸炒）、木瓜、陈皮、山楂（炒）、厚朴（姜炙）、甘草、麦芽（炒）、稻芽（炒）、六神曲（麸炒）。

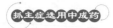

【功效】祛暑除湿，和胃消食。

【应用】

1）适用于胃肠型感冒见饱食过度，腹胀腹痛，腹泻或便秘，不欲饮食，恶心呕吐，伴见怕冷发热、舌淡红、苔薄白腻等症状明显者。

2）频发呕吐、腹泻患者在使用本药同时，应口服补液盐以补充水分和电解质。

【注意】

1）不适用于风热感冒患者。

2）吐泻严重者应及时去医院就诊。

3）有高血压、心脏病、肝病、糖尿病、肾病等慢性病严重者，孕妇或正在接受其他治疗的患者，必须在医生指导下服用。

（四）医生提示

感冒一年四季均可发病，但以冬季和春季发病率较高。感冒为常见病、多发病，要早期发现病人，及时治疗。流感流行期间，宜多服清凉饮料，外出戴口罩，少到人员密集的公共场所去，室内煮醋杀菌，定时开门窗通风可起到预防感冒的作用。平时要注意个人卫生，养成不随地吐痰的卫生习惯，积极参加体育运动，并经常参加体力劳动和体育锻炼，以增强体质，减少感冒的发生。

咳 喘

（一）什么是咳喘

咳喘包括咳和喘，咳指咳嗽，喘指以呼吸困难，甚至张口抬肩、鼻翼扇动、不能平卧为特征的一类症状，若喉中哮鸣有声，则称为"哮喘"。咳喘见于现代医学的气管－支气管炎、支气管哮喘、慢性阻塞性肺病等疾病。

（二）中医如何治咳喘

中医认为咳喘虽和肺的关系最为密切，但"五脏六腑皆令人咳，非独肺也"。咳喘的病因不外乎外感内伤所致，外感风寒、风热犯肺，肺失宣降可引起咳嗽，即感冒咳嗽或感冒只是引起咳喘的一个诱发因素；内伤咳喘是指肺及其他脏腑的生理功能失调所致的咳喘。中医治疗咳喘的大法是祛痰和调畅肺气，分外感、内伤，辨寒热虚实，辨相关脏腑来论治。这比较复杂，但咳喘的主要病理产物是"痰"，可以根据痰的性状、质地、颜色以及有痰无痰选择合适的药物治疗。如痰多色黄多为热痰；痰多色白多为湿痰；痰多清稀多为寒痰；痰少而黏，难以咳出，为燥痰。热痰宜清，湿痰宜化，寒痰宜温，燥痰宜润。

（三）治疗咳喘如何抓主症选用中成药

1. 痰多色黄型 以痰多色黄为主症者，可酌情选用以下中成药。

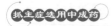

橘红丸（颗粒）

【成分】化橘红、陈皮、半夏（制）、茯苓、甘草、桔梗、苦杏仁、紫苏子（炒）、紫菀，款冬花、瓜蒌皮、浙贝母、地黄、麦冬、石膏。

【功效】清肺，化痰，止咳。

【应用】

1）适用于痰热咳嗽、咳声重浊、痰多、色黄黏稠、胸脘满闷、口干便秘、食少、舌红苔黄腻等症状明显的患者。

2）如伴高热、胸痛等症状，应去医院就诊。

【注意】

1）本品清气化痰，急、慢性支气管炎症见咳嗽伴发热怕冷或干咳无痰，咯痰无力者慎用。

2）孕妇慎用。

3）本品清肺行气、润肠通便，长期慢性腹泻者慎用。

4）糖尿病患者慎用。

射麻口服液

【成分】麻黄、胆南星、石膏、桑白皮（蜜炙）、射干、莱菔子（炒黄）、苦杏仁、白前、黄芩、五味子（醋蒸）。

【功效】清肺化痰，止咳平喘。

【应用】

1）适用于外邪犯肺、入里化热所致的咳嗽，症见痰多稠黏、胸闷憋气、气促作喘、喉中痰鸣、发热或不发热，舌苔黄或黄白、舌质红、脉弦滑或滑数等。

2）如伴高热、胸痛等症状，应去医院就诊。

【注意】

1）不宜与含人参等滋补类中药同服。

2）本品不适用于慢性支气管炎，支气管哮喘见怕风、汗出、气短、疲倦乏力、怕冷者。

3）孕妇忌用。

4）心脏病、高血压患者禁用。

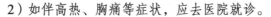

鲜竹沥

【成分】本品为竹子加热后沥出的液体。

【功效】清热解毒，化痰止咳。

【应用】

1）用于治疗热痰壅塞、中风痰迷和肺热咳嗽等病，对于伴有发热、咳痰黄稠、舌红脉数者，尤为适宜。

2）如伴见高热、痰多，可配合羚羊清肺丸、清开灵使用。

3）该药有清热泻火、养阴生津的作用，临床实践发现，还可用于扁桃体炎、慢性咽炎（含服）、口腔溃疡等疾病的治疗。

【注意】

1）药性寒质滑，不适用于痰白而稀，舌淡暗苔白的支气管炎患者。

2）素体脾胃虚寒见不欲饮食，饮冷即腹痛腹泻，大便不成形等症状的患者慎用。

3）糖尿病患者及有高血压、心脏病、肝病、肾病等慢性病严重者应在医师指导下服用。

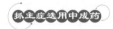
蛇胆川贝液

【成分】蛇胆汁、平贝母。辅料为杏仁水、薄荷脑、蔗糖、蜂蜜、苯甲酸、羟苯乙酯。

【功效】祛风止咳，除痰散结。

【应用】

1）适用于急慢性支气管炎症见咳嗽、呼吸粗大、咯痰黄黏、不易咯出、发热咽痛、舌红苔黄等症状明显的患者。

2）也可用于扁桃体炎、慢性咽炎（含服）、复发性口疮等疾病的治疗。

【注意】

1）本品不宜用于咳嗽伴发热怕冷或伴见痰多色白、胸闷腹胀者。

2）本品性味寒凉，糖尿病、孕妇、体质虚弱者慎用。

川贝枇杷露

【成分】川贝母、枇杷叶、百部、前胡、桔梗、桑白皮、薄荷脑。

【功效】止嗽祛痰。

【应用】

1）适用于风热咳嗽、痰多色黄的患者。

2）也可用于干咳痰少质黏的燥咳。

【注意】

1）本品不宜用于咳嗽伴发热怕冷或伴见痰多色白、胸闷腹胀者。

2）糖尿病、孕妇、体质虚弱者慎用。

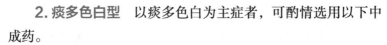

2. 痰多色白型 以痰多色白为主症者，可酌情选用以下中成药。

（1）以咳为主

二陈丸

【成分】陈皮、半夏、茯苓、甘草。

【功效】燥湿化痰，理气和胃。

【应用】

1）适用于慢性支气管炎症见咳嗽痰多、色白易咳、胸脘满闷、恶心呕吐、疲倦乏力、舌淡红苔白等症状明显的患者。

2）咳嗽气喘、痰多色白体胖、舌苔白腻者，可合三子养亲丸；舌苔黄腻者，可与二妙丸合用。

【注意】

1）本品不宜用于咳嗽伴痰多色黄者。

2）儿童、孕妇、哺乳期妇女、年老体弱者应在医师指导下服用。

通宣理肺丸

【成分】紫苏叶、前胡、桔梗、苦杏仁、麻黄、甘草、陈皮、半夏（制）、茯苓、枳壳（炒）、黄芩。

【功效】解表散寒，宣肺止嗽。

【应用】

1）适用于气管 - 支气管炎见咽痒咳嗽、咯吐白痰、怕冷较甚、发热、鼻塞流清涕、头痛无汗、舌淡红苔薄白等症状明显者。

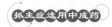

2）风寒感冒怕冷较重者，可用热姜汤送服以增强疗效。

【注意】

1）本品辛温发散风寒，不适用于口苦咽干、痰黄而黏、心烦、手足心热等症状明显的支气管炎患者。

2）本品含有麻黄，有高血压、心脏病、青光眼等慢性病严重者应在医师指导下服用，运动员慎用。

（2）以喘为主

苏子降气丸

【成分】紫苏子（炒）、厚朴、前胡、甘草、姜半夏、陈皮、沉香、当归。

【功效】降气化痰。

【应用】

1）咳嗽　因痰涎壅盛所致。症见咳嗽咯痰、痰多色白、黏稠易咯、气短、喘促不利，动则喘息加重；慢性支气管炎见上述证候者。

2）喘证　痰涎壅盛，肾不纳气所致。症见呼吸困难、张口抬肩、喉中痰鸣，甚则不能平卧，胸膈满闷、腰膝酸软；喘息型支气管炎见上述证候者。

【注意】

1）阴虚火旺、舌红无苔者忌服。

2）忌生冷、肥腻饮食，避风寒。

3）本方偏于温燥，对肺肾两虚之喘咳、肺热痰喘等症状者，均不宜用本方治疗。

3. 痰多清稀型　咳喘以痰多清稀，甚或以水样为主症者，可酌情选用以下中成药。

小青龙合剂

【成分】麻黄、桂枝、白芍、干姜、细辛、炙甘草、法半夏、五味子。

【功效】解表化饮，止咳平喘。

【应用】

1）用于喘息型支气管炎（痰湿蕴肺证），症见怕冷、发热无汗、喘咳不能平卧、痰多而稀多白沫、鼻塞流清涕、头身疼痛，舌淡红苔白滑。

2）若恶寒重发热轻，头痛鼻塞风寒表证明显，可以与解肌宁嗽丸同服。

【注意】

1）本品忌用于内热咳喘（见咳嗽痰喘，痰黄黏稠，呼吸气促，身热面赤，口干咽红，小便色黄，大便秘结，舌红苔黄）及虚喘者（见动则喘促，喘促乏力，心慌气短，神疲乏力，或形体消瘦，手足心热）。

2）本品含有麻黄，有高血压、心脏病、糖尿病、肝病、肾病、青光眼等慢性病严重者应在医师指导下服用，运动员慎用。

苓桂咳喘宁胶囊

【成分】茯苓、桂枝、白术（麸炒）、甘草（蜜炙）、法半夏、陈皮、苦杏仁、桔梗、龙骨、牡蛎、生姜、大枣。

【功效】温肺化饮，止咳平喘。

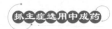
【应用】

1）主治外感风寒，痰湿阻肺，症见咳嗽痰多，喘息胸闷气短等。

2）与西药诺氟沙星、氧氟沙星同时服用可形成难溶解吸收的络合物，使药效降低，必须错开服用时间。

【注意】

1）咳嗽伴咽喉肿痛者或心烦手足心热者禁用本品。

2）胃脘不适者宜饭后服用，不宜久服。

3）儿童、孕妇、体质虚弱者慎用。

4. 痰少或干咳或痰中带血型　以痰少或干咳或痰中带血为主症者，可酌情选用以下中成药。

（1）外感咳：以咳嗽痰少，伴恶寒发热为特点。

麻杏止咳片

【成分】麻黄、苦杏仁、石膏、炙甘草。辅料为淀粉、硬脂酸镁、薄膜包衣粉。

【功效】辛凉宣泄，清肺平喘。

【应用】本品清肺热之功有余，而化痰力弱，适合于外感咳嗽或喘促，症见身热，痰少色黄，舌红口干者。临床常用于治疗感冒、上呼吸道感染、急性支气管炎、肺炎、支气管哮喘、麻疹合并肺炎等属表证未尽，热邪壅肺者。

【注意】

1）风寒咳喘，痰热壅盛者，不宜使用。

2）脾胃虚寒者慎用，不宜久服。

3）本品含有麻黄，高血压、心脏病、青光眼者慎用。

（2）**燥咳：**以咳嗽痰少而黏，不易咳出，口咽干燥为主症。可酌情选用以下中成药。

养阴清肺丸

【成分】地黄、麦冬、玄参、川贝母、白芍、牡丹皮、薄荷、甘草。

【功效】养阴润燥，清肺利咽。

【应用】

1）适用于急慢性支气管炎属于阴虚肺燥，咽喉干痛，干咳少痰或痰中带血者。

2）亦可用于治疗白喉，急性扁桃体炎，急性咽炎见上症者。

【注意】

1）本品甘寒滋阴，咳嗽伴发热怕冷，或伴见痰多色白、胸闷腹胀者慎用。

2）本品甘寒凉润，脾胃虚寒见腹泻或大便不成形，不欲饮食，口淡无味，食后腹胀等症状明显者慎用。

3）孕妇慎用。

（3）**阴虚咳：**以咳嗽日久，痰少或无痰，或痰中带血，口咽干燥，午后发热，舌红少苔为主症，可酌情选用以下中成药。

百合固金口服液（丸）

【成分】百合、地黄、熟地黄、麦冬、玄参、川贝母、当归、白芍、桔梗、甘草。

【功效】养阴润肺，化痰止咳。

【应用】

1）适用于慢性支气管炎属肺肾阴虚见干咳少痰、咯痰

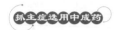

带血、咳声嘶哑、午后自觉烘热、口咽干燥、舌红苔少等症状明显者。

2）临床治疗咽喉痛、泌尿系感染、口疮、多汗症等属于肺肾阴虚者也有很好的疗效。

【注意】

1）咳嗽伴发热怕冷，或伴见痰多色白、胸闷腹胀者慎用。

2）脾胃虚弱，食少腹胀，大便稀溏者不宜服用。

3）糖尿病患者忌用。

5. 久咳、呛咳　以咳嗽日久，呛咳时作为主症者，可酌情选用以下中成药。

强力枇杷露

【成分】枇杷叶、罂粟壳、百部、白前、桑白皮、桔梗、薄荷脑。

【功效】养阴敛肺，止咳祛痰。

【应用】适用于支气管炎咳嗽经久不愈，痰黄而少或干咳无痰，胸闷气短，口咽干燥，舌红苔薄黄为主要临床特征者。

【注意】

1）本品禁用于咳嗽伴发热怕冷，或痰量较多者。

2）儿童、孕妇、哺乳期妇女禁用。

3）糖尿病患者禁用。

4）本品含有罂粟壳，不可久服。

克咳胶囊

【成分】麻黄、罂粟壳、甘草、苦杏仁、莱菔子、桔梗、石膏。

【功效】止嗽，定喘，祛痰。

【应用】适用于急性支气管炎或慢性支气管炎急性发作见咳嗽声重、喘息，呼吸急促、咯痰色黄质黏，口干，舌红苔黄或黄腻等症状明显者。

【注意】

1）不适用于伴见发热怕冷，或伴心烦手足心热等症状的咳喘患者。

2）本品含有麻黄，高血压、心脏病患者及运动员慎服。

3）本品含有罂粟壳，中病即止，不可过量、久服。

4）婴幼儿、哺乳期妇女、孕妇禁用。

5）脾胃虚寒见腹泻或大便不成形，不欲饮食，口淡无味，食后腹胀等症状明显者慎用。

6.虚喘 以喘息日久，反复发作，活动后加重，甚则喘息不能平卧，呼多吸少为主症者，可酌情选用以下中成药。

固肾定喘丸

【成分】熟地黄、附片（黑顺片）、牡丹皮、牛膝、盐补骨脂、砂仁、车前子、茯苓、盐益智仁、肉桂、山药、泽泻、金樱子肉。

【功效】温阳补脾，利水消肿，纳气定喘。

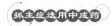

【应用】

1）主要用于慢性支气管炎、肺气肿、支气管哮喘缓解期见气短，活动后喘息加重，四肢末梢凉，颜面浮肿，下肢肿胀等症状明显者。

2）服药时间以空腹或饭前为佳。

3）若同时见感冒发热有急性感染征象者，应暂停服用。

【注意】

1）本品禁用于咳嗽，呼吸稍急促，痰量多，色黄且黏稠者。

2）不宜与清热泻火类药物同用。

3）孕妇禁服。

蛤蚧定喘丸

【成分】蛤蚧、瓜蒌子、麻黄、石膏、黄芩、黄连、炒苦杏仁、炒紫苏子、紫菀、百合、麦冬、甘草、醋鳖甲、煅石膏。

【功效】宣肺定喘，止咳化痰，益气养阴。

【应用】

1）用于哮喘、喘息型支气管炎、肺结核（阴虚火旺证），见干咳少痰或无痰，易出汗，眠中汗出而不自知，食欲不振，舌质红苔薄黄。

2）若咳嗽气喘，痰多清稀，形寒怕冷肾阳虚明显者，可与固肾定喘丸同服。

3）若平素易感多汗，不思饮食，可与童康片同服，可固表止汗，增加食欲。

4）若气喘较重，心慌气短严重，一定要卧床休息，若心气虚弱，肾不纳气（动则喘息咳嗽，气短心慌，面色苍白，四肢冰冷，大便稀薄，舌质淡苔薄白）明显可与补益脾肾的药物（如黑锡丹等）同服。

【注意】

1）咳嗽新发者忌用本品。

2）本品含有麻黄，高血压、心脏病、青光眼者慎用。

3）高血压、心脏病等慢性病患者应在医师指导下服用。

4）儿童、孕妇及脾胃虚寒者慎用。

百令胶囊

【成分】发酵冬虫夏草菌粉。

【功效】补肺益肾，益精填髓。

【应用】

1）肺肾两虚引起的咳嗽、气喘、咯血、腰背酸痛；慢性支气管炎的辅助治疗。

2）临床广泛应用于治疗肾脏疾病、Ⅱ型糖尿病伴微白蛋白尿、反复发作性尿路感染、肝脏疾病、呼吸系统疾病，辅助治疗肿瘤等。

3）肾移植所导致的肾功能损坏、排斥反应及白细胞减少，糖尿病肾病，甲状腺功能亢进，桥本甲状腺炎。

4）男性性功能障碍、女性更年期综合征、系统性红斑狼疮、系统性硬皮病、肺纤维化。

5）动脉粥样硬化、冠状动脉硬化性心脏病、心律失常、高血压。

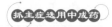

【注意】

1）忌食不易消化食物。

2）感冒发热病人不宜服用。

3）该药在治疗高血压、心脏病、肝病、糖尿病、肾病等慢性病严重者应在医师指导下配合其他药物服用。

4）儿童、孕妇、哺乳期妇女应在医师指导下服用。

（四）医生提示

咳喘类疾病一般包括气管炎、支气管炎、肺炎、支气管哮喘以及肺心病等呼吸系统疾病，一旦患病，往往反复发作，因此预防发生或复发具有更重要的意义。首先平时应重视身体锻炼，增强体质，注意防寒保暖和个人卫生，加强劳动保护，不吸烟，少喝酒。其次对于哮喘患者，要积极找出并去除过敏原，尽量避免与过敏原或易致敏物质的接触。最后，在缓解期要坚持服用调补的药物，以防止复发。

第二节 消化内科常见病的中成药选用

胃痛、胃胀

（一）什么是胃痛、胃胀

胃痛、胃胀是以上腹近胃脘部发生疼痛、胀满不适为特征的一类病证。见于西医学中的急慢性胃炎、消化性溃疡、功能性消化不良、胃黏膜脱垂症、胃神经官能症、胃痉挛、胃下垂等疾病。

（二）中医如何治疗胃痛、胃胀

胃痛、胃胀的病因主要有外邪犯胃、饮食伤胃、情志不畅和脾胃虚弱等。这些因素都可以导致胃气郁滞，胃失和降，"不通则痛"，气机不畅则胃胀。其病变脏腑涉及胃、肝、脾三脏。胃痛、胃胀早期由外邪、饮食、情志所伤者，多为实证，表现以冷痛、胀痛为主，较为剧烈；若日久不愈，脾胃受损，则表现为胀痛不甚，喜暖喜按等。中医治疗胃痛、胃胀的主要方法不外乎补虚、散寒、温胃、活血、理气。

（三）治疗胃痛、胃胀如何抓主症选用中成药

1.寒痛 以胃脘冷痛，疼痛剧烈，遇寒痛增，得热则减，

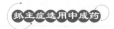

舌苔白为主症者，可酌情选用以下中成药。

良附丸

【成分】高良姜、醋香附。

【功效】温胃理气止痛。

【应用】

1）用于受寒饮冷等所致寒凝气滞，脘痛吐酸，胸腹胀满等。

2）轻症可服生姜红糖汤取效，或以姜汤送服效果更好。

3）若素体阳虚，畏寒肢冷，可与附子理中丸同服。

【注意】

1）胃部灼痛，口苦便秘，舌红苔黄者不适用。

2）有高血压、心脏病、肝病、糖尿病、肾病等慢性病严重者应在医师指导下服用。

3）儿童、孕妇、哺乳期妇女、年老体弱者应在医师指导下服用。

温胃舒颗粒

【成分】党参、附子（制）、黄芪（炙）、肉桂、山药、肉苁蓉（制）、白术（炒）、山楂（炒）、乌梅、砂仁、陈皮、补骨脂。辅料为糊精、蔗糖。

【功效】温胃养胃，扶正固本，助阳暖中，行气止痛。

【应用】

1）适用于慢性胃炎及消化性溃疡，尤其是慢性萎缩性胃炎见胃脘冷痛隐隐，喜温喜按，遇寒疼痛明显或加重，嗳气，食后不舒，食少纳差，倦怠怕冷，乏力喜卧，四肢不温，口淡不渴，舌淡的患者。

2）若胃痛日久，胃脘疼痛如针刺，痛处固定，夜间较重，可与复方田七胃痛胶囊、金佛止痛丸配合使用。

3）若兼有腰膝冷痛、怕冷、夜尿频、小便清冷，可与桂附地黄丸合用。

【注意】

1）湿热中阻型胃痛者忌用，主要表现为胃脘胀痛灼热，食后不舒，口干口苦，口渴不喜饮，大便臭秽或黏滞不爽，肛门灼热，舌红苔黄腻。

2）本品含大辛大热、活血通经之品，孕妇慎用。

3）胃大出血时忌用。

2. 气滞痛 以胃脘胀痛，痞闷不适，痛连两胁，嗳气则舒为主症者，可酌情选用以下中成药。

气滞胃痛颗粒

【成分】柴胡、延胡索（炙）、枳壳、香附（炙）、白芍、炙甘草。辅料为蔗糖和糊精。

【功效】舒肝理气，和胃止痛。

【应用】

1）适用于慢性胃炎，症状表现为胃脘胀痛，痛无定处，连及两胁，生气或情绪激动时胀痛明显或加重，胸闷不舒，嗳气或排气后胀痛减轻，舌红苔薄白。

2）若痛势急迫，反酸频频，胃中似有饥饿感，口干口苦，可与胃热清胶囊、四方胃片、健胃愈疡片等配合服用。

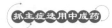

3）若胃痛较甚或痛如针刺，痛处固定，舌质紫暗或有瘀斑，可与金佛止痛丸配合服用。

4）若胃脘冷痛，得温痛减者，可与理中丸、虚寒胃痛颗粒合用。

【注意】

1）本品内含白芍，忌与含藜芦的药物同用。含有藜芦中成药包括骨科三七血伤宁胶囊（散）、神州跌打丸等。

2）本品中含甘草，不宜与海藻、大戟、甘遂、芫花及其制剂同用。

3）本品含活血行气之品，孕妇慎用。

木香顺气丸

【成分】木香、砂仁、醋香附、槟榔、甘草、陈皮、厚朴、枳壳（炒）、苍术（炒）、青皮（炒）、生姜。

【功效】行气化湿，健脾和胃。

【应用】

1）适用于慢性胃炎，中医属于湿浊中阻、脾胃不和所致，症状表现为胸膈满闷不舒，脘腹胀痛，恶心呕吐，纳差食少，嗳气，口淡不渴，舌淡苔白腻者。

2）若兼见痛势急迫，反酸频频，胃中似有饥饿感，口干口苦者，可与四方胃片、健胃愈疡片配合使用。

3）若兼见脘闷灼热，口干口苦，纳呆恶心，小便色黄，可与胃热清胶囊配合使用。

【注意】

1）肝胃郁火胃痛痞满者，应当慎用，主要表现为胃脘胀痛灼热，连及两胁，生气或情绪激动时胀痛明显或加重，口苦口干，舌红，口渴喜饮，大便干，小便色黄。

2）口干舌燥，手心足心发热感的阴液亏损者慎用。

3）本品含降气破积之品，孕妇忌用。

摩罗丹

【成分】百合、茯苓、玄参、乌药、泽泻、麦冬、当归、茵陈、延胡索、白芍、石斛、九节菖蒲、川芎、鸡内金、三七、白术、地榆、蒲黄。辅料为蜂蜜。

【功效】和胃降逆，健脾消胀，通络定痛。

【应用】

1）适用于慢性胃炎，症状表现为胃脘胀满疼痛，食后不适，胸闷不舒，食少纳差，恶心呕吐，嗳气反酸烧心，舌淡。

2）若胃脘冷痛、喜温喜按，便溏、纳差等明显，可与理中丸合用。

3）若口干欲饮、舌红少津者，可与养胃舒合用。

【注意】

1）本品内含白芍，忌与含藜芦的药物同用。含有藜芦中成药包括骨科三七血伤宁胶囊（散）、神州跌打丸等。

2）湿热中阻型胃痛、痞满者慎用，主要表现为胃脘胀痛灼热、食后不舒、口干口苦、口渴不喜饮、纳呆食少、口中异味或黏腻、小便色黄、大便臭秽或黏滞不爽、舌红苔黄腻。

3）孕妇慎用。

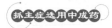

香砂枳术丸

【成分】木香、麸炒枳实、砂仁、白术（麸炒）。

【功效】健脾开胃，行气消痞。

【应用】

1）适用于脾虚气滞之脘腹胀满不舒，喜嗳气，嗳气后胀满减轻，食欲欠佳，食少，食后不舒，大便稀或不成形，舌淡。

2）若胃脘冷痛，喜温喜按，可与理中丸同服。

3）若患者平素情志不畅，生气或郁闷时易于发病，可与逍遥散同服。

【注意】

1）便秘口苦、舌红苔黄脉滑者不宜服用本品。

2）本品方中有破气之枳实，孕妇慎用。

3）便秘患者慎用。

4）舌红无苔、口干咽燥，手足心热，心烦失眠等患者忌服。

3. 热痛 以胃脘胀痛，泛酸，烧心感，口臭，苔黄腻为主要表现者可酌情选用以下中成药。

三九胃泰胶囊

【成分】三叉苦、九里香、两面针、广木香、茯苓、白芍、生地黄、黄芩等。

【功效】清热祛湿，消炎止痛，理气除胀，养胃益肠。

【应用】

1）用于上腹隐痛，饱胀、反酸、恶心、呕吐、纳减、心口嘈杂感等及浅表性胃炎、糜烂性胃炎、萎缩性胃炎等慢性胃炎见有上述证候者。

2）若胃脘胀痛明显，牵及两胁，喜叹气，舌淡红，苔薄白，可与气滞胃痛颗粒、胃苏颗粒合用。

3）若胃脘胀痛，反酸频频，两胁胀满，口干口苦，舌红，苔黄，可与左金丸、四方胃片合用。

【注意】

1）虚寒型胃痛及寒凝血瘀型胃痛者忌用，前者主要表现为胃脘冷痛，喜温喜按，遇寒疼痛加重，后者主要表现为胃脘冷痛甚或痛如针刺，遇寒痛甚或夜间痛甚。

2）忌食油腻生冷难消化及辛辣刺激食物。

3）忌情绪激动或生闷气。

养胃舒颗粒

【成分】党参、陈皮、黄精（蒸）、山药、玄参、乌梅等。山楂、北沙参、干姜、菟丝子、白术（炒）。辅料为糊精、蔗糖。

【功效】扶正固本，滋阴养胃，行气消导，调理中焦。

【应用】

1）用于胃热型慢性萎缩性胃炎、慢性胃炎尤其是慢性萎缩性胃炎，症状表现为胃脘灼热胀痛，手足心热，心烦口苦，口渴喜饮，纳差，反酸，胃中似有饥饿感，消瘦乏力，大便干结，小便色黄，舌红少津。

2）若气虚明显，症见纳差，便稀或不成形，倦怠乏力，少气懒言，可与补中益气丸配合使用。

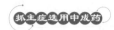

3）若胃脘疼痛如针刺、舌质紫暗或兼瘀斑、瘀点者，可与金佛止痛丸、摩罗丹合用。

【注意】

1）本品内含玄参、沙参，忌与含藜芦的药物同用。含有藜芦的中成药包括三七血伤宁胶囊（散）、神州跌打丸等。

2）脾胃湿热型胃痛者不宜单独使用本品，主要表现为胃脘胀满疼痛灼热，痛势急迫，口干口苦，口渴不喜饮，纳差，恶心，小便色黄，大便黏滞不爽。

3）孕妇慎用。

4. 虚寒痛　以胃脘隐痛，喜温喜按，畏寒肢冷，纳差神疲，舌淡苔白为主症者，可酌情选用以下中成药。

理中丸

【成分】党参、炮姜、土白术、炙甘草。

【功效】温中，散寒，健胃。

【应用】

1）脾胃虚寒证。脘腹绵绵作痛，喜温喜按，呕吐，大便稀溏，脘痞食少，畏寒肢冷，口不渴，舌淡苔白润，脉沉细或沉迟无力。

2）阳虚失血证。便血、吐血、衄血或崩漏等，血色暗淡，质清稀。

3）脾胃虚寒所致的胸痹；或病后多涎唾；或小儿慢惊等。

4）若伴有身冷，四肢不温，腰膝酸软无力，可改为附子理中丸。

5）后期无呕吐清水，无手足不温者，可改用香砂养胃丸继服以巩固疗效。

本方常用于急慢性胃肠炎、胃及十二指肠溃疡、胃痉挛、胃下垂、胃扩张、慢性结肠炎等属脾胃虚寒者。

【注意】

1）本品中含甘草，不宜与海藻、大戟、甘遂、芫花及其制剂同用。

2）本品不宜与滋阴类中成药同用。

3）本品不宜与清热祛湿类中成药同用。

4）本品药性偏于温燥，故阴虚内热，主要表现为手足心热，心烦易怒，失眠盗汗，口渴喜饮，大便干，及感冒发热者忌用。

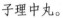

附子理中丸

【成分】附子（制）、党参、白术（炒）、干姜、甘草。辅料为蜂蜜。

【功效】温中健脾。

【应用】

1）适用于功能性消化不良，症状表现为胃脘冷痛隐隐，喜温喜按，遇寒后疼痛明显或加重或泄泻，呕吐物清冷，身冷喜暖，四肢不温，大便稀或泻下未消化的食物，口淡不渴，面色白，舌淡。

2）若黎明前肠鸣欲泄者，可合用四神丸。

3）若腹部疼痛较重者，可合用虚寒胃痛颗粒、气滞胃

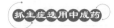

痛颗粒。

4）若排泄物为清水、肠鸣频繁、小便不畅者，可合用五苓散。

【注意】

1）感冒发热病人不宜服用。

2）孕妇、哺乳期妇女、儿童慎用。

3）本品含附子，中药附子反半夏，故而不宜与含有半夏的中成药合用。目前含有半夏的中成药较多，有200余种，主要为有化痰、燥湿健脾、降逆止呕作用中成药，如用于治疗脾胃病的香砂养胃丸、沉香理气丸、藿香正气丸、开郁顺气丸等；治疗咳喘的橘红痰咳颗粒、百咳静糖浆、桂龙咳喘宁胶囊、蛇胆川贝枇杷膏、参苏宣肺丸等；治疗偏瘫、痞块、惊风等痰积有关疾病的半贝丸、半夏天麻丸、回春丹、牛黄郁金丸、小儿急惊散等；具有降逆止呕作用的天麻眩晕宁合剂、小半夏合剂、柴胡舒肝丸等。

4）不宜在服药期间同时服用性味苦寒中药。

香砂养胃丸

【成分】木香、砂仁、白术、陈皮、茯苓、半夏（制）、醋香附、枳实（炒）、豆蔻（去壳）、姜厚朴、广藿香、甘草、生姜、大枣。

【功效】温中和胃，理气止痛。

【应用】

1）适用于慢性胃炎，症状表现为胃痛隐隐，胃脘不舒，反酸呕吐，胃中似有饥饿感，不思饮食，倦怠乏力，口淡无味，舌淡。

2）若出现胃中冷痛，喜温喜按，手足不温等脾胃虚寒症状，可配合使用理中丸、温胃舒颗粒等药。

3）若胃脘疼痛甚，四肢及胃脘寒凉，可与附子理中丸合用。

【注意】

1）本品中含甘草，不宜与海藻、大戟、甘遂、芫花及其制剂同用。含有甘遂、大戟、海藻、芫花之一的中成药（见气滞胃痛片）。

2）本品中含有半夏，不宜与乌头、附子及其制剂同用。含有乌头的中成药多为补阳类、祛寒止痛类中成药，主要涉及肾病科及风湿免疫科用药，如海马补肾丸、大活络丹、强力天麻杜仲胶囊、跌打风湿药酒等，另外，如老年病科常用的回天大造丸、外科常用的云南红药胶囊及儿科常用的小儿泄泻停颗粒等也包含中药乌头。

3）手足心热，舌红苔少的胃阴不足或胃脘灼热，恶心，舌红苔黄腻的湿热中阻者慎用。

4）孕妇、糖尿病患者慎用。

5. 瘀血痛　以胃痛日久，痛有定处，呈刺痛或绞痛，便黑，舌暗为主症者，可酌情选用以下中成药。

复方田七胃痛胶囊

【成分】三七、延胡索、香附、吴茱萸、瓦楞子、枯矾、甘草、白芍、白及、川楝子、氧化镁、碳酸氢钠、颠茄流浸膏。辅料为淀粉、滑石粉、硬脂酸镁。

【功效】制酸止痛，理气化瘀，温中健脾。

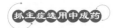

【应用】

1）适用于消化性溃疡，症状表现为胃脘冷痛不适，痛处固定，喜温喜按，反酸。

2）若胃脘冷痛、怕冷、倦怠乏，力可与温胃舒胶囊、香砂养胃丸等配合服用。

3）若胃痛连及两胁，生气时明显，可与气滞胃痛颗粒、逍遥散合用。

【注意】

1）本品内含白芍，忌与含藜芦的药物同用。含有藜芦的中成药包括三七血伤宁胶囊（散）、神州跌打丸等。

2）本品内含白及，忌与含乌头（川乌、附子、草乌）的药物同用。如补阳类附子理中丸、桂附地黄丸、海马补肾丸等；祛寒止痛类大活络丹、健步壮骨丸、强力天麻杜仲胶囊、木瓜丸等。

3）前列腺肥大、青光眼患者禁用。

4）孕妇及月经过多者禁用。

5）哺乳期妇女禁用。

6）本品与金刚烷胺、阿托品类药等同用时，本品的不良反应可加剧。

7）胃热痛者不适用，其表现为口渴、口臭、易饥、大便秘结，甚则口腔糜烂、牙周肿痛。

胃康灵胶囊

【成分】白芍、白及、三七、甘草、茯苓、延胡索、海螵蛸、颠茄浸膏。

【功效】柔肝和胃，散瘀止血，缓急止痛。

【应用】

1）用于肝胃不和、瘀血阻络所致的胃脘疼痛、连及两胁、嗳气、泛酸；慢性胃炎、急性胃炎、胃溃疡及十二指肠溃疡见上述证候者。

2）若胃脘冷痛、怕冷、倦怠乏力，可与香砂养胃丸等配合服用。

3）若胃痛连及两胁，生气时明显，可与气滞胃痛颗粒、逍遥散合用。

【注意】

1）饮食宜清淡，忌酒及辛辣、生冷、油腻食物。

2）忌愤怒、忧郁，保持心情舒畅。

3）高血压、心脏病、反流性食管炎、胃肠道阻塞性疾患、甲状腺功能亢进、溃疡性结肠炎患者慎用。

4）前列腺肥大、青光眼患者禁用。

5）哺乳期妇女禁用。

元胡止痛片

【成分】延胡索、白芷。

【功效】理气，活血，止痛。

【应用】

1）用于气滞血瘀所致的胃痛，胁痛，头痛及痛经。痛处不定或痛处固定，按之痛甚。

2）若出现胃脘胀痛、痛连两胁，嗳气明显，可与气滞胃痛颗粒、胃苏颗粒配合使用。

3）若胃脘冷痛，得温痛减者，可与虚寒胃痛颗粒、温胃舒、理中丸合用。

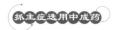

【注意】

1）脾胃虚寒者，主要表现为胃脘隐痛，喜温喜按，倦怠乏力，食欲欠佳，食后不舒，遇寒疼痛加重或腹泻，以及胃阴不足胃痛者，主要表现为口渴喜饮，口干咽燥，胃脘隐隐灼痛，似有饥饿感，忌用。

2）方中含有活血、行气之品，故孕妇慎用。

6. 食积痛　以有饮食不节史，脘腹胀痛，嗳腐吞酸，甚则呕吐不消化食物，舌苔厚腻为主症者，可酌情选用以下中成药。

保和丸

【成分】焦山楂、六神曲（炒）、半夏（制）、茯苓、陈皮、连翘、莱菔子（炒）、麦芽（炒）。

【功效】消食，导滞，和胃。

【应用】

1）适用于慢性胃炎、消化不良，症状表现为有明显伤食史，脘腹胀满或胀痛，口中酸腐气味，恶心欲呕，食少纳呆，大便泄泻，泻下不消化的食物，泻下臭秽，舌苔厚腻。

2）若腹痛急剧而拒按，伴见苔黄燥，便秘者，为积滞形成，可与枳实导滞丸、木香槟榔丸配合使用。

3）现也用于小儿厌食的治疗。

【注意】

1）不宜在服药期间同时服用滋补性中药。

2）本品有半夏，不宜与内含乌头（川乌、附子、草乌）的制剂同用。

3）不适用于脾胃阴虚，主要表现为口干、舌红少津、大便干者。

4）孕妇慎用。

越鞠保和丸

【成分】栀子（姜制）、六神曲（麦麸）、醋香附、川芎、苍术、木香、槟榔。

【功效】疏肝解郁，开胃消食。

【应用】用于气食郁滞所致的胃痛，症见脘腹胀痛、倒饱嘈杂、纳呆食少、大便不调；消化不良见上述证候者。

【注意】

1）不宜在服药期间同时服用滋补性中药。

2）忌生冷、硬黏难消化食物。

3）不适用于脾胃阴虚，主要表现为口干、舌红少津、大便干者。

4）孕妇慎用。

健胃消食片

【成分】太子参、陈皮、山药、炒麦芽、山楂。

【功效】健脾理气，消食导滞。

【应用】

1）主治脾胃虚弱，食少倦怠等症。用于脾胃虚弱所致的食积，症见不思饮食、嗳腐酸臭、脘腹胀满及消化不良见上述证候者。

2）本品可以用于缓解症状，但几日无效或者合并不能

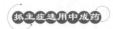

缓解的腹痛、恶心呕吐、发热、大量水样便、黏液脓血便等情况时，一定要及时就医以免延误病情。

【注意】

1）饮食宜清淡，忌食辛辣、生冷、油腻食物。

2）胃阴虚者不宜用，其表现为口干欲饮、大便干结、小便短少。

木香槟榔丸

【成分】木香、槟榔、青皮（醋炒）、陈皮、枳壳（炒）、黄连、黄柏（酒炒）、大黄、芒硝、香附（醋制）、炒牵牛子、醋三棱、莪术（醋炙）。

【功效】行气导滞，攻积泻热。

【应用】主治积滞内停，湿蕴生热证。脘腹痞满胀痛，赤白痢疾，里急后重，或大便秘结，舌苔黄腻，脉沉实者。临床常用于治疗急性细菌性痢疾、急慢性胆囊炎、急性胃肠炎、胃结石、消化不良、肠梗阻等属湿热食积内阻肠胃者。

【注意】

1）本方破气攻积之力较强，适用于积滞较重而形气俱实者，体虚非实热证的虚胀及津亏大便燥结者，主要表现为腹胀，喜按，排便用力方能排出，便后乏力，倦怠懒言或大便干结，口渴喜饮，口唇干燥，心烦，舌红少津者不宜使用。

2）不宜在服药期间同时服用滋补性中药。

3）孕妇禁用。

4）不宜长期服用。

枳实导滞丸

【成分】枳实（炒）、大黄、黄连（姜汁炙）、黄芩、六神曲（炒）、白术（炒）、茯苓、泽泻。

【功效】消积导滞，清利湿热。

【应用】用于饮食积滞、湿热内阻所致的脘腹胀痛、不思饮食、大便秘结、痢疾里急后重者。临床常用于治疗消化不良、急性胃肠炎、肠梗阻、急性细菌性痢疾等属湿热食积内阻肠胃者。

【注意】

1）饮食宜清淡，忌酒及辛辣食物。

2）不宜在服药期间同时服用滋补性中药。

3）儿童、孕妇、哺乳期妇女、年老体弱者应在医师指导下服用。

4）严格按用法用量服用，本品不宜长期服用。

5）服药 3 天症状无缓解，应去医院就诊。

槟榔四消丸

【成分】槟榔、酒大黄、炒牵牛子、猪牙皂（炒）、醋香附、五灵脂（醋炙）。

【功效】消食导滞，行气泻水。

【应用】用于食积痰饮，消化不良，脘腹胀满，嗳气吞酸，大便秘结。临床常用于治疗消化不良、急性胃肠炎等属痰饮食积内阻肠胃者。

【注意】

1）饮食宜清淡，忌酒及辛辣、生冷、油腻食物。

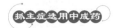

2）不宜在服药期间同时服用滋补性中药如人参或其制剂。

3）儿童、哺乳期妇女、年老体弱者应在医师指导下服用。

4）严格按用法用量服用，本品不宜长期服用。

5）服药3天症状无缓解，应去医院就诊。

（四）医生提示

此类疾病多与平时饮食失调有关，俗话讲"胃病三分治，七分养"，故需注意饮食规律，少进食刺激性食物，戒烟酒，要保持稳定的情绪和乐观的心态，注意劳逸结合，适当锻炼身体，增强体质。对于轻症，一般服用中成药可治愈；重症则需要到医院诊治。慢性病变治疗好转后，后期都需要一段时间服药调理，以巩固疗效。

腹　泻

（一）什么是腹泻

腹泻是一种常见症状，表现为排便次数明显超过平日习惯，粪质稀薄，水分增加，每日排便量超过200克，或含未消化食物或脓血、黏液。腹泻常伴有排便急迫感、肛门不适、失禁等症状。腹泻分急性和慢性两类。急性腹泻发病急剧，病程在2～3周之内。慢性腹泻指病程在两个月以上或间歇期在2～4周内的复发性腹泻。包括西医急慢性肠炎、肠结核、肠道肿瘤、肠易激综合征、小肠吸收不良综合征等肠道疾病。属中医"泄泻""痢疾"范畴。

（二）中医如何治腹泻

腹泻有多种原因，中医认为是外受湿热、疫毒或内伤生冷、饮食不节损伤脾胃、大肠而造成或因脾胃、大肠功能失调而造成。按证候特点大致可分为虚寒泻，湿热泻，脾虚泻，伤食泻，脾肾虚寒泻，久泻久痢，胃肠感冒、水土不服泻，水湿泻8个类型。大便清稀如水，夹不消化食物，腹中冷痛，肠鸣，畏寒喜温，常因饮食生冷而诱发者，多属寒证；大便黄褐，臭味较重，泻下急迫，肛门灼热，常因进食辛辣燥热食物而诱发者，多属热证；病程较长，腹痛不甚且喜按，小便利，口不渴，稍进油腻或饮食稍多即泻者，多属虚证；起病急，病程短，脘腹胀满，腹痛拒按，泻后痛减，泻下物臭秽者，属实证；有伤食史，大便溏垢，夹杂不消化食物，臭如败卵，多为伤食。辨清病情，可通过清热燥湿、温中补虚、温补脾肾、涩肠止泻、利小便实大便等多种方法来治疗。

（三）腹泻如何抓主症选用中成药

1. 虚寒泻　以面色苍白或萎黄，腹部怕凉，畏寒肢冷、大便稀溏或水样便，舌胖苔白为主症者，可酌情选用以下中成药。

理中丸

【成分】党参、炮姜、土白术、炙甘草。

【功效】温中祛寒，补气健脾。

【应用】

1）本品既能补脾胃之虚，又能祛脾胃之寒，和附子理中丸均是治疗虚寒性腹泻的常用药。

2）治疗胃肠感冒腹泻可与藿香正气类合用，治疗久泻

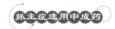
久痢可与四神丸合用，治疗水湿泻可与五苓散合用。

【注意】

1）实热型腹泻不宜。

2）感冒发热者不宜。

3）方中有党参，不宜饮浓茶，食萝卜。

4）孕妇慎用。

附子理中丸

【成分】制附子、党参、干姜、炒白术、炙甘草。

【功效】温阳祛寒，补气健脾。

【应用】

1）本品较理中丸多一味制附子，温阳祛寒作用更佳，适用于里寒更甚者。

2）治疗胃肠感冒腹泻可与藿香正气类合用，治疗久泻久痢可与四神丸合用，治疗水湿泻可与五苓散合用。

【注意】同理中丸。

2. 湿热泻 以大便臭秽，肛门灼热或脓血便，舌红苔黄为主症者，可酌情选用以下中成药。

香连丸

【成分】萸黄连、木香。

【功效】清热化湿，行气止痛。

【应用】

1）适用于痢疾、肠炎等，症状表现为腹胀腹痛，痛而欲泻，泻后或排气后疼痛减轻，口干口苦，口渴不喜饮，小便色黄，大便臭秽黏滞不爽，肛门灼热，舌红苔黄腻。

2）若湿热明显，症见泻下急迫，粪色黄褐，气味臭秽，肛门灼热，可与葛根芩连丸或肠胃康配合使用。

3）若兼见恶寒发热、恶心欲吐、肢体酸痛，可与藿香正气散、保济口服液配合使用。

【注意】

1）本品不宜与滋补类中成药同用。

2）孕妇慎用。

葛根芩连片

【成分】葛根、黄芩、黄连、炙甘草。

【功效】解肌清热，止泻止痢。

【应用】

1）适用于腹泻（肠炎、痢疾），症见身热，心烦，口苦，口中黏腻，口渴不喜饮，恶心，腹痛腹泻，泻下臭秽，小便色黄。

2）可与喹诺酮、氨基糖苷类抗生素合用。

【注意】

1）本品不宜与滋补类中成药同用。

2）泄泻腹部冷痛者忌服。

3）孕妇慎用。

复方黄连素片

【成分】盐酸小檗碱、木香、吴茱萸、白芍。

【功效】清热燥湿，行气止痛，止痢止泻。

【应用】

1）适用于腹泻（肠炎、痢疾），症状表现为腹痛腹泻，

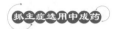

或泻下脓血或腥臭，腹痛急迫欲泻，肛门坠胀灼热，小便短色黄，舌红苔黄腻。

2）可与喹诺酮、氨基糖苷类抗生素合用。

【注意】

1）本品不宜与滋补类中成药同用。

2）脾胃虚寒型慢性腹泻，泄泻腹部冷痛者忌用。

3）易伤胃气，不可过服、久服。

枫蓼肠胃康颗粒

【成分】牛耳枫、辣蓼。

【功效】清热除湿化滞。

【应用】用于急性胃肠炎属湿热泄泻型及伤食泄泻型者。症见腹痛腹满、泄泻臭秽、恶心呕腐或有发热恶寒苔黄脉数等。或食滞胃痛而症见胃脘痛、拒按、恶食欲吐、嗳腐吞酸、舌苔厚腻或黄腻脉滑数者。

【注意】

1）脾胃虚寒型慢性腹泻，泄泻腹部凉痛者忌用。

2）易伤胃气，不可过服、久服。

3. 脾虚泻　以面黄，形瘦乏力，纳差便溏，完谷不化，舌淡苔白腻为主症者，可酌情选用以下中成药。

参苓白术散

【成分】白扁豆（炒）、白术（炒）、茯苓、甘草、桔梗、莲子、人参、砂仁、山药、薏苡仁（炒）。

【功效】益气健脾，渗湿止泻。

【应用】

1）主治脾气虚弱，湿邪内生，症见大便溏泄，脘腹胀满，不思饮食，四肢乏力，形体消瘦，面色萎黄，脉象细缓者。

2）亦治小儿脾疳，面色萎黄，形容憔悴，毛发枯槁，精神萎靡，不思饮食，睡卧不宁，或脾虚水肿，或脾虚带脉不固，白带过多，绵绵不断，如涕如唾者。

【注意】

1）泄泻兼有大便不通畅，肛门有下坠感者忌服。

2）服本药时不宜同时服用藜芦、五灵脂、皂荚或其制剂。

3）不宜喝茶和吃萝卜以免影响药效。

4）本品宜饭前服用。

人参健脾丸

【成分】人参、白术（麸炒）、茯苓、山药、陈皮、木香、砂仁、炙黄芪、当归、酸枣仁（炒）、远志（制）。

【功效】健脾益气，和胃止泻。

【应用】用于脾胃虚弱所致的腹痛溏泻、饮食不化、脘闷嘈杂、恶心呕吐、不思饮食、体弱倦怠。是治疗脾胃虚弱所致的身体瘦弱厌食、腹胀纳差、泄泻、腹部胀饱、完谷不化、消化不良等症的要药。

【注意】

1）忌不易消化食物。

2）感冒发热病人不宜服用。

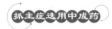

补中益气丸

【成分】炙黄芪、炙甘草、党参、炒白术、当归、升麻、柴胡、陈皮。

【功效】调补脾胃，益气升阳，甘温除热。

【应用】

1）该药主治脾胃虚弱、中气下陷。症见食少腹胀、体倦乏力，动辄气喘、身热有汗、头痛恶寒、久泻、脱肛、子宫脱垂等症。

2）适用于腹泻或肠易激综合征，症状表现为倦怠乏力、头晕目眩、气短懒言、食少腹胀、长期便稀或腹泻，重者肛门脱垂或子宫脱垂，舌淡。

3）若泄泻较重，久泄不止，甚则脱肛，可合用补脾益肠丸等。

4）若兼黎明前脐腹作痛，肠鸣即泻，泻下未消化的食物，身怕冷，四肢不温者，可与四神丸、附子理中丸配合使用。

5）临床上常用于素日少气乏力、饮食无味、舌淡苔白、脉虚者；脾胃气虚、身热多汗或素体气虚、久热不愈，以及气虚外感、身热不退者，亦可酌情使用；还常用于慢性胃炎、营养不良、贫血、慢性肝炎、慢性腹泻、慢性痢疾。

【注意】

1）本品中含甘草，不宜与海藻、大戟、甘遂、芫花及其制剂同用。

2）感冒时不宜服用本品。

3）忌与藜芦或其制剂同时服用。

4）以饭前空腹服用为佳。

4. 伤食泻 以有饮食不节史、腹胀、便臭秽、苔厚腻为主症者，可酌情选用以下中成药。

保和丸

【成分】见"胃胀、胃痛"之"食积痛"。

【功效】见"胃胀、胃痛"之"食积痛"。

【应用】

1）本品可消多种食积，无论酒肉、米面、薯芋食积皆可，是消食和胃的常用药。

2）本品功以消食为主，祛除饮食积滞止泻作用弱，治伤食泻可与枳实导滞丸、木香槟榔丸、槟榔四消丸之类合用。

【注意】见"胃胀、胃痛"之"食积痛"。

枫蓼肠胃康颗粒

【成分】见"腹泻"之"湿热泻"。

【功效】清热燥湿，消食化滞。

【应用】

1）本品擅消湿热食积，以积食腹胀、口臭、嗳腐、苔黄厚腻为宜。

2）治伤食泻可与枳实导滞丸、木香槟榔丸、槟榔四消丸之类合用。

【注意】见"腹泻"之"湿热泻"。

枳实导滞丸

【成分】枳实（炒）、大黄、黄连（姜汁炙）、黄芩、六神曲（炒）、白术（炒）、茯苓、泽泻。

【功效】消积导滞，清利湿热。

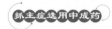

【应用】

1）本品消导力强，功擅通导大便，排除饮食积滞；伤食腹泻或便秘者宜服。

2）可与保和丸同用以增消食之力。

【注意】

1）本品苦寒，易伤胃，不宜多服久服。

2）孕妇忌用。

5. 脾肾虚寒泻 又名五更泄、鸡鸣泄、肾泄，以黎明前腹泻腹痛、四肢不温、腰膝酸软无力为主症者，可酌情选用以下中成药。

四神丸

【成分】肉豆蔻（煨）、补骨脂（盐炒）、五味子（醋制）、吴茱萸（制）、大枣（去核）。

【功效】温肾散寒，涩肠止泻。

【应用】

1）适用于肾阳不足的泄泻，症状表现为黎明之前脐腹作痛，肠鸣腹胀作泻，泻下未消化的食物，腹部喜温，食少，身怕冷，腰膝酸软无力，面色黄，舌淡苔白。

2）若同时伴见大便时稀时泻，稍进油腻食物，则大便次数增加，倦怠乏力，可与参苓白术丸、补中益气丸配合使用。

3）若泄泻日久，夹有未消化的食物，伴脐腹冷痛，可与附子理中丸配合使用。

4）若受凉后胃脘疼痛、纳差乏力者，可合用虚寒胃痛颗粒。

【注意】湿热痢疾、湿热泄泻者忌用，主要表现为腹部疼痛，腹痛急迫欲泻，泻后痛势减轻，泻下黏液或脓血，味腥臭，肛门灼热，小便频色黄，舌苔黄腻。

6. 久泻久痢　以腹泻或痢疾日久不愈，或泻下无度，畏寒肢冷，神疲乏力为主症者，可酌情选用以下中成药。

固肠止泻丸

【成分】乌梅、黄连、干姜、罂粟壳、延胡索。

【功效】调和肝脾，涩肠止痛。

【应用】

1）适用于肝脾不和、泻痢腹痛、慢性非特异性溃疡性结肠炎，表现为两胁胀满不舒，腹痛欲泻，泻后痛减，情绪紧张时腹痛泄泻易发作，舌淡红苔薄白。

2）本方寒温并用，止泻力强，适用于以腹泻为主要症状的各型肠易激综合征。

3）若腹痛腹泻与情志不畅明显相关，可合用逍遥散。

4）纳差乏力、自汗出、倦怠者，可合用参苓白术散。

5）胃脘怕凉或受凉后腹泻加重者，可合用理中丸。

【注意】

1）本品含罂粟壳，不可过用、久用。

2）本品为肝脾不和所致泄泻而设，若属湿热或伤食泄泻者慎用，湿热者主要表现为脘腹灼热疼痛，口苦口干，口渴不喜饮，口中异味，腹痛欲泻，泻下不爽，大便黏滞，肛门灼热，舌红苔黄腻；伤食主要表现为有明显伤食史，胃

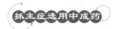

脘胀满，恶心，呕吐，食欲不振，食少，泻下臭秽，多为不消化的食物。

3）儿童慎用，孕妇忌用。

补脾益肠丸

【成分】外层：黄芪、党参（米炒）、砂仁、白芍、当归（土炒）、白术（土炒）、肉桂；内层：醋延胡索、荔枝核、炮姜、炙甘草、防风、木香、盐补骨脂、煅赤石脂。

【功效】补中益气，健脾和胃，涩肠止泻。

【应用】

1）适用于脾虚泄泻证，症状表现为腹胀疼痛，痛处不定，喜温喜按，受寒则疼痛加重或泄泻，肠鸣而泻，泻下黏液或脓血便，食少，倦怠嗜卧，身怕冷，四肢不温，舌淡。

2）泄泻日久，症见泻下物为不消化的食物，腹痛喜温喜按，形寒肢冷，腰膝酸软，可与四神丸、附子理中丸配合使用。

3）若进食或饮食过多后发病，可合用保和丸。

4）若见纳差恶心、舌苔厚腻者，可合用藿香正气散。

【注意】

1）本品中含甘草，不宜与海藻、大戟、甘遂、芫花及其制剂同用。

2）本品内含白芍，忌与含藜芦的药物同用。

3）大肠湿热泄泻忌用，主要表现为腹痛灼热急迫，口干口苦，口渴不喜饮，大便黏滞不爽，泻下臭秽，肛门灼热，小便色黄，舌红苔黄腻。

4）孕妇禁用。

5）感冒发热者慎用。

7. 胃肠感冒、水土不服 以怕冷发热，头身疼痛，胃肠不适，呕吐或腹泻为主症者，偶到异地，呕吐或腹泻者，可酌情选用以下中成药。

藿香正气水（软胶囊、片）

【成分】见"感冒"之"暑湿感冒"。

【功效】解表散寒，祛湿止泻，和中止呕。

【应用】本品既能散寒解表，又能化湿和中，止呕止泻，是治疗胃肠型感冒吐泻的良药。用于水土不服、晕车晕船等所致吐泻亦佳。

【注意】见"感冒"之"暑湿感冒"。

8. 水湿泻 夏秋季，以大便清稀如水样为主症者，如轮状病毒感染性腹泻，可酌情选用以下中成药。

五苓散

【成分】猪苓、茯苓、炒白术、泽泻、桂枝。

【功效】利水渗湿，温阳化气。

【应用】

1）本品以渗利水湿为功，用治水湿泻是利小便以实大便之理。

2）泄泻日久，症见泻下物为不消化的食物，腹痛喜温喜按，形寒肢冷，腰膝酸软，可与四神丸、附子理中丸配合使用。

3）纳差恶心、舌苔厚腻者，可合用藿香正气散。

【注意】孕妇慎用。

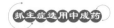
（四）医生提示

慢性腹泻系因急性治疗不彻底转变而来，所以治疗一定要根治才好。经治疗腹泻已止的患者仍需坚持服药1～2周以巩固疗效。另外要饮食有节，注意寒暖，避免腹部受凉；还需节制房事，避免房劳伤肾。特别在炎热季节应注意饮食卫生，不暴饮暴食，不吃腐败变质食物，不喝生水、冷水等；泄泻病人饮食要清淡易消化，不宜吃甜、冷、肥腻的食物；进食某些食物后会引起泄泻者，应忌食此类食物。

便　秘

（一）什么是便秘

便秘是指大便秘结不通，排便周期延长，或周期不长，但粪质干结，排出艰难，或不干燥而排便困难的一种病证。便秘可见于各种急慢性病中，这里所说的便秘是指以便秘为主要症状者。包括西医学的功能性便秘、肠易激综合征、肠蠕动减弱引起的便秘、肛门直肠疾患引起的便秘等疾病。

（二）中医如何治便秘

中医认为大肠主传导糟粕而成大便，另外肺与大肠相表里，肾司二便的开阖，故大便的排泄亦与肺肾相关，若各脏腑功能正常，则大便畅通。便秘常因素体阳盛，胃肠燥热或久坐久卧气滞不行或久病、年老体虚，大肠传送无力或老年、产后血虚津亏，肠道干涩等原因造成，故中医治便秘虽以通下为主，但绝不是单纯用泻下药，而是辨证论治。热结者，清热通下；气滞者，行气消导；肠燥者，润肠通便；气虚者，补中益气；年老者，常补肾润肠。

（三）治疗便秘如何抓主症选用中成药

1. 肠燥便秘　以大便干结难解，腹部胀满疼痛、口干口臭为主症者，可酌情选用以下中成药。

麻仁润肠丸

【成分】火麻仁、炒苦杏仁、大黄、木香、陈皮、白芍。

【功效】润肠通便。

【应用】

1）适用于功能性便秘，症状表现为大便干结，腹胀腹痛，口干口臭，口渴喜凉，面红热或身热，心烦，小便短色黄，舌红苔黄燥。

2）口干口苦、舌红苔黄者，可与一清胶囊同服。

3）若口干舌燥、舌红苔少，可与六味地黄丸同服。

4）食后腹胀明显、舌苔厚腻者，可与保和丸同服。

【注意】

1）虚寒型便秘者，主要表现为大便干或不干，排出困难，小便清，尿频，四肢不温，腹冷痛，喜温喜按，腰膝发冷无力者不宜服用本品。

2）孕妇忌用；儿童、哺乳期妇女慎用。

3）本品包含白芍，与藜芦相反，故而不宜与藜芦或含有藜芦制剂合用。

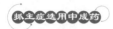

五仁润肠丸

【成分】地黄、桃仁、火麻仁、大黄（酒蒸）、肉苁蓉（酒蒸）、陈皮、当归、柏子仁、郁李仁、松子仁。

【功效】润肠通便。

【应用】

1）适用于老年体弱便秘。症状表现为大便干结、腹胀食少、口干。

2）若口干口苦、舌红苔黄，可与一清胶囊同服。

3）若口干舌燥、舌红苔少，可与六味地黄丸同服。

4）若食后腹胀明显、舌苔厚腻，可与保和丸同服。

【注意】

1）虚寒型便秘者不宜服用本品，主要表现为大便干或不干，排出困难，小便清，尿频，四肢不温，腹冷痛，喜温喜按，腰膝发冷无力。

2）孕妇忌用；儿童、哺乳期妇女慎用。

3）年轻体壮者便秘时不宜用本药。

2. 热结便秘　以大便不通、脘腹胀满、口干口苦、心烦尿黄等为主症者，可酌情选用以下中成药。

三黄片

【成分】大黄、盐酸小檗碱、黄芩浸膏。辅料为淀粉、滑石粉、蔗糖、阿拉伯胶、食用柠檬黄。

【功效】清热解毒，泻火通便。

【应用】适用于三焦热盛，目赤肿痛，口鼻生疮，咽喉肿痛，牙龈出血，心烦口渴，尿赤便秘者；急性胃肠炎，痢疾、外科疮肿等伴上述症状者。

【注意】

1）虚寒型便秘者不宜服用本品。

2）孕妇忌用；儿童、哺乳期妇女慎用。

3）脾胃虚寒者慎用。

牛黄解毒片

【成分】人工牛黄、雄黄、石膏、大黄、黄芩、桔梗、冰片、甘草。

【功效】清热解毒，消肿止痛。

【应用】适用于火热内盛，咽喉肿痛，牙龈肿痛，口舌生疮，目赤肿痛。

【注意】

1）孕妇及婴幼儿禁用。

2）肾病、肝病等慢性病患者忌服。

3）脾胃虚寒者慎用。

木香槟榔丸

【成分】见"胃痛"之"食积痛"。

【功效】见"胃痛"之"食积痛"。

【应用】见"胃痛"之"食积痛"。

【注意】见"胃痛"之"食积痛"。

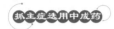

槟榔四消丸

【成分】见"胃痛"之"食积痛"。

【功效】见"胃痛"之"食积痛"。

【应用】见"胃痛"之"食积痛"。

【注意】见"胃痛"之"食积痛"。

复方芦荟胶囊

【成分】芦荟、青黛、琥珀。

【功效】清肝泻热，润肠通便，宁心安神。

【应用】适用于心肝火盛，大便秘结，腹胀腹痛，烦躁失眠。

【注意】

1）老年气虚便秘者不宜应用。

2）哺乳期妇女及肝肾功能不全者慎用。

3）不宜长期服用。

排毒养颜胶囊

【成分】大黄、白术、西洋参、芒硝、枳实、青阳参、小红参、肉苁蓉、荷叶。

【功效】通便排毒，健脾益肾，补血化瘀，降脂养颜。

【应用】用于气虚血瘀，热毒内盛所致便秘、痤疮、颜面色斑、高血脂、厌食等。

【注意】

1）孕妇及哺乳期妇女禁用。

2）服用本品同时不宜服用藜芦、五灵脂、皂夹或含其成分制剂，不宜喝茶和吃萝卜以免影响药效。

通幽润燥丸

【成分】枳壳（去瓤麸炒）、木香、厚朴（姜炙）、桃仁（去皮）、红花、当归、苦杏仁（去皮炒）、火麻仁、郁李仁、熟地黄、生地黄、黄芩、槟榔、熟大黄、大黄、甘草。

【功效】清热导滞，润肠通便。

【应用】用于胃肠积热所致的便秘，症见大便不通，脘腹胀满，口苦尿黄。

【注意】

1）孕妇及哺乳期妇女禁用。

2）年老久病者不宜长期服用。

防风通圣丸

【成分】防风、荆芥穗、薄荷、麻黄、大黄、芒硝、栀子、滑石、桔梗、石膏、川芎、当归、白芍、黄芩、连翘、甘草、白术（炒）。

【功效】解表通里，清热解毒。

【应用】用于外寒内热，表里俱实，恶寒壮热，胸膈痞闷，头痛咽干，目赤睛痛，口苦口干，小便短赤，大便秘结，以及疮疡肿毒，风疹湿疮。

【注意】

1）怕冷，手足凉，食后不消化，大便稀，疲倦乏力者不适用。

2）孕妇禁用。

3. 长期卧床便秘、胃肠手术后便秘　因长期卧床缺乏运动或术后胃肠功能受影响，胃肠蠕动减弱而形成便秘者，可酌情选用以下中成药。

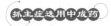

四磨汤口服液

【成分】木香、枳壳、槟榔、乌药。

【功效】顺气降逆，消积止痛。

【应用】

1）适用于便秘，伴有脘腹胀满或疼痛，肠鸣，排气后腹胀减轻，嗳气，纳差食少，舌苔薄腻者。

2）若腹胀满疼痛明显，伴嗳气，恶心欲呕，可与木香顺气丸配合使用。

3）若食积明显，症见腹痛肠鸣，泻下粪便臭秽不堪，泻后痛减，口中气味酸腐，可与保和丸、枳实导滞丸配合使用。

4）若脘腹冷痛，得温疼痛减轻者，可与虚寒胃痛颗粒、理中丸配合使用。

【注意】

1）一般手术病人在手术后的第12小时第一次服药，再隔6小时第二次服药，以后常法服用或遵医嘱。

2）药液如见有微量沉淀，属正常情况，可摇匀后服用，以保证疗效。

3）冬天服用时，可将药瓶放置温水中加温5～8分钟后服用。

胃肠复元膏

【成分】麸炒枳壳、太子参、大黄、蒲公英、木香、炒莱菔子、赤芍、紫苏梗、黄芪、桃仁。

【功效】益气活血，理气通下。

【应用】用于胃肠术后腹胀、功能性便秘、老年性便秘及虚性便秘，症状表现为倦怠乏力，气短喜卧，懒言，脘腹胀满，食少，食后腹胀，大便排出无力，便后乏力，舌淡。

【注意】

1）孕妇及腹泻患者禁用。

2）有益气养血作用，对气血不足或年老体虚患者尤其适用。

3）服用本品后大便次数过多者，应适量减少用药。

4）积滞或气滞等实性便秘者不宜单独应用本品。

5）感冒发热病人不宜服用。

补中益气丸

【成分】见"腹泻"之"脾虚泻"。

【功效】调补脾胃，益气升阳，甘温除热。

【应用】

1）本品是治疗脾胃虚弱、中气下陷所致脏器下垂类病证及气虚发热证的常用药。

2）本品能补益中气，也就是补益脾胃之气，增强脾胃的运化功能，故也是治疗因脾胃气虚所致便秘的良药。如长期卧床、胃肠手术后便秘或老年排便无力者。

【注意】见"腹泻"之"脾虚泻。

4. 老年便秘　老年人以大便干结难解或排便无力为主症者，可酌情选用以下中成药。

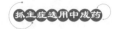

润腑通幽丸

【成分】当归、熟地黄、川芎、桃仁、瓜蒌仁、火麻仁、郁李仁、川厚朴、枳实（或枳壳）、肉苁蓉、紫菀、羌活。

【功效】补肾养血，润肠通便。

【应用】本品既能补肾，又养血润肠，既适合于老年便秘，也可用于习惯性便秘。

【注意】孕妇禁用。

苁蓉通便口服液

【成分】肉苁蓉、何首乌、枳实（麸炒）、蜂蜜。辅料为甜菊糖。

【功效】补肾润肠通便。

【应用】

1）本品适用于老年便秘，大便无力，腰膝酸软者。

2）排便困难，用力排便则汗出短气，肢倦懒言者，可合用肠泰合剂、补中益气丸等。

3）若大便干如羊屎，口干舌燥，可合用五仁丸或麻仁软胶囊。

【注意】

1）便秘属实热积滞者，不宜服用本品。

2）孕妇慎用。

3）本药久贮后可能会出现少量振摇即散的沉淀，可摇匀后服用，不影响疗效。

5. 习惯性便秘　习惯性便秘又称功能性便秘，是指每周排便少于 3 次，或排便经常感到困难。习惯性便秘者可酌情选用以下中成药。

麻仁润肠丸

【成分】见"便秘"之"肠燥便秘"。

【功效】见"便秘"之"肠燥便秘"。

【应用】见"便秘"之"肠燥便秘"。

【注意】见"便秘"之"肠燥便秘"。

通便灵胶囊

【成分】番泻叶、当归、肉苁蓉。

【功效】泻热导滞，润肠通便。

【应用】本品适用于习惯性便秘，也可用于热结便秘，长期卧床便秘，一时性腹胀便秘。表现为便秘、腹胀、口干等。

【注意】

1）孕妇忌用。

2）小儿及年老体弱者，应在医师指导下服用。

润腑通幽丸

【成分】见"便秘"之"老年便秘"。

【功效】见"便秘"之"老年便秘"。

【应用】见"便秘"之"老年便秘"。

【注意】见"便秘"之"老年便秘"。

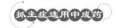

（四）医生提示

便秘患者除辨证服药外，尚需注意饮食调理，多吃含有纤维素较多的绿叶蔬菜，如韭菜、芹菜、菠菜、白菜、菜心、菜花、油菜等，阴虚血亏者宜多吃猪肝、血豆腐、阿胶、大枣等；脾气亏虚者多吃山药、蜂蜜、瘦肉等，同时要适当多吃新鲜水果，如香蕉、梨、苹果、木瓜、西瓜等，晨起后喝一杯温开水，餐后顺时针自我按摩腹部，每天定时如厕，专心排便，增加体育运动，以上这些措施均可帮助排便。习惯性便秘属慢性功能性便秘，主要是生活、饮食及排便习惯的改变以及心理因素等原因导致的，药物治疗效果往往较差，应该结合生活调摄，才能得到根本治疗。

胆囊炎、胆结石

（一）什么是胆囊炎、胆结石

胆囊炎是胆囊的炎症病变，胆结石又称胆石症，是指胆道系统包括胆囊或胆管内发生结石的疾病；胆囊炎、胆结石是较常见的疾病，发病率较高，胆囊炎常与胆石症合并存在。分急性和慢性，右上腹剧痛或绞痛，多见于结石或寄生虫嵌顿梗阻胆囊颈部所致的急性胆囊炎，疼痛常突然发作，十分剧烈，或呈绞痛样。胆囊管非梗阻性急性胆囊炎时，右上腹疼痛一般不剧烈，多为持续性胀痛，随着胆囊炎症的进展，疼痛亦可加重，疼痛呈放射性，最常见的放射部位是右肩部和右肩胛骨下角等处。本病属中医学"胁痛""肝气痛""胆心痛""黄疸"的范围。

（二）中医如何治疗胆囊炎、胆结石

中医认为本病多因饮食不节，寒暖失常，情志不畅，外邪内侵而诱发。胆腑以疏泄通降为顺，若肝胆郁结，失于条达，或中焦湿热滞结，均能引起胆道不通而发生胁痛证。日久化热，湿热蕴结，可发为黄疸。煎熬胆汁，日积月累，胆中杂质可结为砂石。多采用疏肝理气止痛、利胆排石及清利湿热等方法进行治疗。临床多见肝郁气滞证及肝胆湿热证，前者以胁肋胀痛，口苦、恶心，头晕纳差，胸闷嗳气为主要表现，治以疏肝理气止痛为主；后者以胁肋胀痛，呕恶厌食，口苦口黏为主要表现，治以清热利湿，疏肝利胆为主。

（三）治疗胆囊炎、胆结石如何抓主症选用中成药

1. 胆囊炎

消炎利胆片

【成分】穿心莲、溪黄草、苦木。

【功效】清热，祛湿，利胆。

【应用】适用于急慢性胆囊炎及胆管炎，症状表现为两胁灼热胀痛，口苦口干，口渴不喜饮，脾气急躁易怒，食欲不振，食少腹胀，恶心欲吐，小便短色黄，大便黏滞不爽，舌红苔黄腻。

【注意】

1）在有适应症时，需从小剂量开始服用，无症状时勿服药，不可作为预防药用。

2）本品含有苦木，有一定毒性，不宜过量、久服。

3）本品药性苦寒，脾胃虚寒者慎用。

4）孕妇慎用。

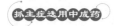

柴胡舒肝丸

【成分】茯苓、麸炒枳壳、酒白芍、甘草、豆蔻、醋香附、陈皮、桔梗、姜厚朴、炒山楂、防风、六神曲（炒）、柴胡、黄芩、薄荷、紫苏梗、木香、炒槟榔、醋三棱、酒大黄、青皮（炒）、当归、姜半夏、乌药、醋莪术。辅料为蜂蜜。

【功效】疏肝解郁，调气止痛。

【应用】

1）适用于胆囊炎，症状表现为两胁及胸膈堵闷不舒，食后腹胀，反酸烧心，恶心呕吐，脾气急躁易怒，生气时堵闷感加重或胀痛，食油腻食物不易消化，舌边尖红。

2）若患者是情志因素所致胁肋疼痛，可首选使用。

3）若胁肋疼痛，兼见刺痛，舌质紫暗，可联用元胡止痛片或血府逐瘀口服液。

4）若胁肋胀痛，兼见胃脘痞闷，嗳气满闷不减，食欲减退者，可联用木香顺气丸或枳实导滞丸。

【注意】

1）服药过程如出现舌红少苔、口燥咽干、心烦失眠等阴虚证，则应停服。

2）本品含有行气、活血之品，有碍胎气，孕妇忌用。

胆乐胶囊

【成分】猪胆汁酸、陈皮、南山楂、郁金、连钱草。

【功效】理气止痛，利胆排石。

【应用】

1）适用于胆囊炎，症状表现为两胁胀痛，胆囊点不适，生气时胀痛加重，食少，喜叹气，小便黄，大便不畅，舌边尖红。

2）胆乐胶囊对胆囊炎急性发作期的消炎和镇痛具有较好作用。

3）若肝郁气滞明显者，可配伍逍遥散、柴胡疏肝散。

【注意】

1）因本品中含有连钱草，阴疽、血虚及孕妇禁服。

2）肝阴不足所致胁痛者不宜应用。

2. 胆结石

利胆排石颗粒（片）

【成分】金钱草、茵陈、黄芩、木香、郁金、大黄、槟榔、麸炒枳实、芒硝、姜厚朴。

【功效】清热利湿，利胆排石。

【应用】

1）适用于胆石症，症状表现为胁肋胀痛灼热，身热口渴，口渴不喜饮，口干口苦，恶心呕吐，小便色黄，大便黏滞不爽或秘结，进食油腻食物胀痛加重，舌边尖红苔黄腻。

2）若黄疸、烦热，伴见小便色黄、大便秘结、腹部胀满，可首选本品，术后可服。

3）胆结石术后服用本品，可降低胆结石复发，提高远期疗效。

4）用本品，可促进胆汁排泄，改善肝功能。

【注意】

1）本品含泻下破气之品，孕妇禁用。

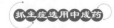

2）方中含有郁金，中药郁金与丁香相畏，属配伍禁忌，故含有丁香的中成药不可与本品合用，如临床常用的泻下剂牛黄清火丸，清热开窍剂苏合香丸、紫雪散等。

3）本药苦寒，易伤正气，体弱年迈者慎服，即使体质壮实者，也不可过服、久服。

4）本品苦寒通便，既往素体脾胃虚弱、寒湿体质或便溏患者忌用。

胆石通胶囊

【成分】蒲公英、水线草、绵茵陈、广金钱草、溪黄草、大黄、枳壳、柴胡、黄芩、鹅胆粉。

【功效】清热利湿，利胆排石。

【应用】

1）适用于胆石症，症状表现为两胁胀痛，右上腹胀痛不舒，胸膈脘腹堵闷不适，恶心呕吐，口苦口干，口渴喜饮，小便色黄，大便黏滞不爽，舌红苔黄腻。

2）若患者久病，出现身黄，黄色晦暗或无光泽，身寒倦怠，口淡不渴，配伍人参养荣丸或四君子丸、六君子丸益气补血，利胆排石。

3）本品不仅能降低成石率，还能减轻肝细胞脂肪变性和水样变性。

【注意】

1）气滞血瘀、肝阴不足所致胁痛不宜使用，表现为两胁胀痛或刺痛或拘急，痛处不定或痛处固定，气急易怒，心烦盗汗，失眠健忘，女子月经量少，经前乳房胀痛，口渴喜饮。

2）本品含通下破气药物，有伤胎气，孕妇忌用。

3）严重消化道溃疡、心脏病及重症肌无力者忌服。

胆舒胶囊

【成分】薄荷素油。

【功效】舒肝理气，利胆。

【应用】

1）适用于慢性结石性胆囊炎、慢性胆囊炎及胆结石，症状表现为两胁胀痛，右上腹胀痛不适，生气或进食油腻食物后胀痛明显加重，喜叹气，叹气后胀痛减轻，食欲不佳，食少腹胀。

2）本品具有利胆、镇痛和抗炎作用，适用于治疗胆固醇类混合结石，尤其对肝内胆管结石的形成具有一定抑制作用。

3）肝郁症状明显者，可与胆宁片合用，增强疏肝解郁利胆排石功效。

【注意】

1）气滞血瘀、肝阴不足所致胁痛者不宜使用，表现为两胁胀痛或刺痛或拘急，痛处不定或痛处固定，气急易怒，心烦盗汗，失眠健忘，女子月经量少，经前乳房胀痛，口渴喜饮。

2）孕妇忌用。

（四）医生提示

胆囊炎、胆石症患者除辨证服药外，须忌食油腻食品，平

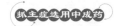

时不要吃太饱，七八成饱就可以了，不要过食燥热食品，并经常煎服金钱草代汤代茶，可预防复发。同时要注意情志调控，尽量保持心情舒畅，切忌生闷气、暴怒等情志刺激。对胆囊炎、胆石症重症患者，若临床表现为胆绞痛持续性加剧，应立即送医院就诊并及早采取手术治疗。

黄疸

（一）什么是黄疸

黄疸是常见症状与体征，其发生是由于胆红素代谢障碍而引起血清内胆红素浓度升高所致，常因肝细胞破坏或胆管梗阻而造成。临床上表现为巩膜、黏膜、皮肤及其他组织被染成黄色。当血清总胆红素在 17.1 ～ 34.2μmol/L，而肉眼看不出黄疸时，称隐性黄疸或亚临床黄疸；当血清总胆红素浓度超过 34.2μmol/L 时，临床上即可发现黄疸，也称为显性黄疸。黄疸常见于肝炎、胆囊炎、胆结石、肝癌等疾病，而以巩膜及全身肌肤黄染为主症的病证，中医也称为"黄疸"。

（二）中医如何治黄疸

中医认为黄疸是肝胆湿热或寒湿之邪熏蒸肌肤所造成，又分阳黄（急黄）和阴黄。阳黄起病急，黄色鲜明如橘皮色；阴黄病程缠绵，黄色晦暗如烟熏。阳黄则清热利湿，利胆退黄；阴黄则温阳利湿，利胆退黄。黄疸临床以阳黄为多见。

（三）治疗黄疸如何抓主症选用中成药

阳黄（急黄） 以起病急，黄色鲜明如橘皮色为主症者，可酌情选用以下中成药。

茵栀黄颗粒（口服液）

【成分】茵陈提取物、栀子提取物、黄芩苷、金银花提取物。

【功效】清热解毒，利湿退黄。

【应用】

1）具有清热、利湿、退黄疸、保肝、利胆的作用，有退黄疸和降低谷丙转氨酶的作用。用于湿热毒邪内蕴所致急性、慢性肝炎和重症肝炎（Ⅰ型）。表现为胁肋胀满或疼痛、身目黄染、恶心、厌油腻、纳差乏力等。

2）也可用于其他型重症肝炎的综合治疗。

【注意】

1）不宜与肉桂、附子等温热药同用。

2）颜面色白、神疲乏力、气短懒言、腰膝酸软、四肢不温、小腹胀满或坠胀、心情不畅或劳累加重之小便不畅者不宜使用。

龙胆泻肝丸

【成分】龙胆、柴胡、黄芩、栀子（炒）、泽泻、木通、盐车前子、酒当归、地黄、炙甘草。

【功效】清肝胆，利湿热。

【应用】

1）适用于肝胆湿热者，症见头晕目赤，耳鸣耳聋，胁痛口苦，胸闷，食欲不振，恶心呕吐，小便黄，大便不爽，舌红苔黄腻。也用于湿热带下。

2）胁肋剧痛，甚至呕吐蛔虫者，可先以乌梅丸安蛔，

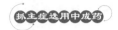

继以柴胡舒肝丸除蛔。

3）胁痛，伴见大便秘结，腹部胀满者，可合用六味安消胶囊。

【注意】

1）本品清肝胆实火，若脾胃虚寒者慎用。

2）含有活血、淡渗利湿之品，有碍胎气，孕妇慎用。

3）肾功能不全患者慎用。

4）服药后大便次数增多且不成形者，应酌情减量。

黄疸茵陈颗粒

【成分】茵陈、黄芩、大黄（制）、甘草。

【功效】清热利湿，退黄疸。

【应用】

1）适用于治疗急慢性黄疸型传染性肝炎属肝胆湿热型，表现为胁肋胀满疼痛，口苦口黏，胸闷，食欲不振，恶心呕吐，小便黄，大便不爽，舌红苔黄腻。

2）胁痛，伴见大便秘结，腹部胀满者，可合用六味安消胶囊。

【注意】

1）治疗期间按疗程坚持服用，不宜间断。

2）孕妇忌服。

（四）医生提示

黄疸是肝胆疾病较严重时出现的症状，若有黄疸，患者应先到医院就诊积极查找造成黄疸的病因并对症治疗，可配合服用中成药退黄。平时应重视体检，及早发现肝胆的疾病，早治疗，防止黄疸的发生。

第三节 神经内科常见病的中成药选用

头痛

（一）什么是头痛

头痛是临床上常见的自觉症状，可单独出现，也可见于多种急慢性疾病之中。这里所说的头痛是指以头痛为主要症状者。头痛常表现为头的某一部位痛，如太阳穴、前额、枕部、巅顶或游走性或全头痛。如现代医学的血管神经性头痛、高血压头痛、脑缺血性头痛、脑外伤头痛、紧张性头痛等。

（二）中医如何治疗头痛

中医认为，头痛主要是因外感风寒湿热伏留，或痰浊、瘀血阻滞，致使经气上逆，或肝阳上扰头窍，或气虚清阳不升，或血虚脑髓失养所引起。可分为外感头痛和内伤头痛。外感头痛常见风寒头痛、风热头痛及风湿头痛，分别以疏散风寒、祛风清热和祛风胜湿为治法，用药主要见于感冒。内伤头痛据其虚实，治则不同，肝阳偏亢宜息风潜阳；肝火盛者宜清肝泻火；气虚者宜益气升清；血虚者宜滋阴补血；肾虚者宜益肾填精；痰浊者宜化痰降浊；瘀血者宜活血通络。

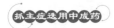

（三）治疗头痛如何抓主症选用中成药

1. 风邪头痛 以头痛反复发作，时轻时重，偏头痛或游走性头痛为主症者，可酌情选用以下中成药。

川芎茶调颗粒

【成分】川芎、白芷、羌活、细辛、防风、薄荷、荆芥、甘草。

【功效】疏风止痛。

【应用】

1）本品功专疏散风邪止头痛，擅治各部位头痛，适用于有明确诊断的偏头痛、血管神经性头痛属风邪头痛者。全方药性偏温热，最适合于风寒头痛，即头痛怕风怕冷，遇风寒易作者。

2）用治鼻渊（鼻窦炎）头痛，可配合鼻渊通窍颗粒或藿胆丸。

【注意】

1）其他原因所致的头痛不宜。如高血压头痛、脑缺血性头痛、脑外伤头痛。

2）孕妇慎用。

芎菊上清丸

【成分】川芎、菊花、黄芩、栀子、炒蔓荆子、黄连、薄荷、连翘、荆芥穗、羌活、藁本、桔梗、防风、甘草、白芷。

【功效】清热解表，散风止痛。

【应用】

1）本品功擅疏散风热，清热泻火止头痛。全方药性偏凉，最适合于风热头痛，即头痛见发热怕风，鼻塞流黄涕，咽喉或牙龈肿痛，口干口渴或遇热近热易作者。

2）伴有咽干、咽痛者，可以配合使用板蓝根颗粒等。

【注意】体虚者慎用。

2. 血虚头痛　以头痛而晕或昏蒙不清，遇劳加重，神疲乏力，面白为主症者，可酌情选用以下中成药。

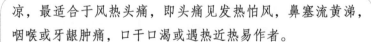

养血清脑颗粒

【成分】当归、川芎、白芍、熟地黄、钩藤、鸡血藤、夏枯草、决明子、珍珠母、延胡索、细辛。

【功效】养血平肝，活血通络。

【应用】

1）本品既能养血活血，又能平肝潜阳，镇静安神。可用于血虚头痛，最适合于血虚肝旺头痛，即血虚而又肝阳偏亢（如高血压）的头痛，症见头痛头晕，心悸乏力，面红目赤，口苦便干，失眠多梦等。

2）对于头痛发作时，也可以配合使用快速止痛的西药，如芬必得、止痛片等。

【注意】

1）该药有轻度降压作用，头痛头晕伴有低血压者慎用。

2）感冒所致或症见昏沉、肢体倦怠沉重，胸腹胀满之头痛、眩晕者慎用。

3）孕妇慎用。

4）平素胃肠不适、便稀者慎用。

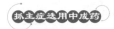

3. 肝阳头痛　以头痛而眩，心烦易怒，面红口苦为主症者，可酌情选用以下中成药。

镇脑宁胶囊

【成分】猪脑粉、细辛、丹参、水牛角浓缩粉、川芎、天麻、葛根、蒿本、白芷。

【功效】息风通络止痛。

【应用】

1）本品能平肝息风，活血止痛。适用于血管神经性头痛、高血压头痛属风阳上扰的头痛者，具有镇痛、镇静及解痉作用。

2）本品含有水牛角，能清热凉血定惊，对于头痛兼有烦躁，易怒等热象者效果较好。

【注意】

1）本品药性偏凉，适合饭后服用，不宜久服。

2）本品含细辛，不宜久服。

4. 瘀血头痛　以头痛经久不愈，痛处固定不移，痛如锥刺，或头部有外伤史为主症者，可酌情选用以下中成药。

天舒胶囊

【成分】川芎、天麻。

【功效】活血平肝，通络止痛。

【应用】

1）本品药单力薄，既活血又平肝，适用于瘀血头痛，也可用于肝阳头痛。

2）头痛剧烈时，可以配合使用芬必得、去痛片等快速止痛药。

【注意】

1）孕妇及月经量过多者禁用。

2）该药有轻度降压作用，头痛头晕伴有低血压者慎用。

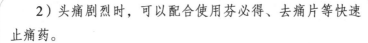

正天丸

【成分】钩藤、白芍、川芎、当归、地黄、白芷、防风、羌活、桃仁、红花、细辛、独活、麻黄、黑顺片、鸡血藤。

【功效】疏风活血，养血平肝，通络止痛。

【应用】本品功效多样，除适用于瘀血头痛外，还可用于风邪头痛、血虚头痛、肝阳头痛、紧张性头痛、经前头痛等各种头痛。

【注意】

1）忌烟、酒及辛辣、油腻食物。

2）高血压头痛及不明原因的头痛，应去医院就诊。

（四）医生提示

外感头痛系外邪侵袭所致，故平时生活应有规律，起居有定时，多参加体育锻炼以增强体质，从而能够抵抗外邪侵袭。同时要稳定情绪，避免精神刺激，要戒除烟酒，饮食宜清淡，适当调整休息时间，这些均有助于防治头痛。对于高血压头痛，还应积极控制血压。但极少数头痛是神经系统疾病的反映，如脑瘤等，如发现头痛异常，应及时就医。头痛发作时，可以用手按、揉、压太阳穴、合谷穴等有助于缓解头痛的穴位。

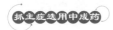

失眠（伴抑郁、焦虑）

（一）什么是失眠

失眠是以经常不能获得正常睡眠为特征的一类病证。属中医"不寐"的范围。主要表现为睡眠时间、深度的不足，轻者入睡困难，或眠而不酣，时睡时醒，或醒后不能再睡，重则彻夜不眠，常影响人们的正常工作、生活、学习和健康。

（二）中医如何治疗失眠

中医认为，失眠的病位主要在心，与肝脾肾有关。基本病机为阳盛阴衰，阴阳失交。如失眠属实证当泻其有余，如疏肝泻火，清化痰热，消导和中；虚证补其不足，如益气养血，健脾补肝益肾；在泻实补虚的基础上安神定志，如养血安神，镇惊安神，清心安神。

（三）治疗失眠如何抓主症选用中成药

1. 实证

（1）心火偏亢型：以心烦失眠、惊悸多梦，舌尖红为主症者，可酌情选用以下中成药。

朱砂安神丸

【成分】朱砂、黄连、炙甘草、生地黄、当归。

【功效】镇心安神，清热养血。

【应用】

1）主治心火亢盛，阴血不足证。主要表现为失眠多梦，惊悸怔忡，心烦神乱，或胸中懊恼，舌尖红，脉细数。

2）临床常用于治疗神经衰弱所致的失眠、心悸、健忘，精神忧郁症引起的神志恍惚，以及心脏早搏所致的心悸、怔忡等属于心火亢盛，阴血不足者。

【注意】

1）与碘溴化物不宜并用，因朱砂成分为硫化氯，在胃肠道遇到碘、溴化物可产生有刺激性碘化汞、溴化汞，引起赤痢样大便，从而产生严重的医源性肠炎。

2）腹部怕冷，便稀，气短乏力，面色苍白或萎黄者勿用。

3）因消化不良、胃脘不舒而心悸不安、失眠等忌服。

4）方中朱砂含硫化汞，不宜多服、久服，以防汞中毒。

（2）痰热内扰型：以失眠，多恶梦，触事易惊，心悸不安为主症者，可酌情选用以下中成药。

安神温胆丸

【成分】制半夏、陈皮、竹茹、酸枣仁、枳实、远志、五味子、人参、熟地黄、茯苓、朱砂、甘草、大枣。

【功效】和胃化痰，安神定志。

【应用】适用于心胆虚怯，触事易惊，心悸不安，虚烦不寐。

【注意】

1）不宜与单胺氧化酶抑制剂同用。

2）不宜与酚妥拉明、妥拉苏林、酚苄明等 α-受体阻滞剂同用。

3）不宜与洋地黄等强心苷类同用。

4）孕妇忌服。

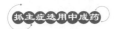
（3）**肝郁气滞型**：以情志不畅，心烦失眠，焦虑为主症者，可酌情选用以下中成药。

解郁安神颗粒

【成分】柴胡、大枣、石菖蒲、姜半夏、炒白术、浮小麦、制远志、炙甘草、炒栀子、百合、胆南星、郁金、龙齿、炒酸枣仁、茯苓、当归。

【功效】疏肝解郁，安神定志。

【应用】主治情志不畅、肝郁气滞所致的失眠、心烦、焦虑、健忘；神经官能症、更年期综合征见上述证候者。

【注意】

1）少吃生冷及油腻难消化的食品。

2）服药期间要保持情绪乐观，切忌生气恼怒。

3）火郁证者不适用，主要表现为口苦咽干、面色红赤、心中烦热、胁胀不眠、大便秘结。

4）有高血压、心脏病、糖尿病、肝病、肾病等慢性病严重者应在医师指导下服用。

（4）**心胆虚怯型**：以夜寐不宁，梦中惊跳怵惕为主症者，可酌情选用以下中成药。

安神定志丸

【成分】远志、石菖蒲、茯神、茯苓、朱砂、龙齿、党参。

【功效】舒肝解郁，清热调经。

【应用】

1）因惊恐而失眠，夜寐不宁，梦中惊跳怵惕。

2）心悸，尤其对心虚胆怯之心悸有良效。

【注意】

1）不宜和含藜芦的中成药同用。

2）服药期间不要吃萝卜等。

2. 虚证

（1）**心脾两虚型**：以思虑过度，心悸、健忘、失眠，乏力纳差，舌胖有齿痕为主症者，可酌情选用以下中成药。

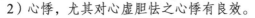

归脾丸

【成分】党参、炒白术、炙黄芪、茯苓、制远志、炒酸枣仁、龙眼肉、当归、木香、大枣（去核）、炙甘草。

【功效】益气健脾，养血安神。

【应用】

1）本品是治疗思虑过度，心脾气血两虚所致失眠、心悸、健忘的常用药。

2）该药用途广泛，也是治疗出血证的常用药。如功能性子宫出血、内痔便血、血小板减少性紫癜、再生障碍性贫血等证属脾气虚，脾不统血者。

【注意】

1）服本品期间不宜喝茶和吃萝卜，不宜同时服用藜芦、五灵脂、皂荚或其制剂。

2）若失眠严重者，可与其他药物配合服用。

3）以饭前空腹服用为佳。

4）感冒时不宜服用。

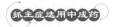

柏子养心丸

【成分】柏子仁、党参、炙黄芪、川芎、当归、茯苓、制远志、酸枣仁、肉桂、醋五味子、半夏曲、炙甘草、朱砂。

【功效】补气，养血，安神。

【应用】

1）适用于心气虚寒，见失眠多梦、心悸易惊、健忘、舌淡苔薄白等症状明显者。

2）失眠严重者可合用安神补心颗粒或刺五加胶囊。

3）现也用于治疗绝经后高血压伴有心慌胸闷者。

【注意】

1）本品含朱砂，不可过服、久服，不可与溴化物、碘化物等药物同服。

2）宜饭后服用。

安神补脑液

【成分】鹿茸、制何首乌、淫羊藿、干姜、甘草、大枣、维生素 B_1。

【功效】生精补髓，益气养血，强脑安神。

【应用】

1）用于肾精不足、气血两亏所致的头晕、乏力、健忘、失眠；神经衰弱症见上述证候者。

2）失眠严重者亦可与安神补心颗粒或刺五加胶囊配合使用。

【注意】

1）服药期间要保持情绪乐观，切忌生气恼怒。

2）感冒发热病人不宜服用。

（2）阴虚血少型：以心悸、失眠多梦、手足心热、烦热汗多、口干咽干、舌红少苔为主症者，可酌情选用以下中成药。

天王补心丹

【成分】人参、茯苓、玄参、丹参、桔梗、远志、当归、五味子、麦冬、天冬、柏子仁、酸枣仁、生地黄。

【功效】滋阴清热，养血安神。

【应用】

1）本品是治疗阴血不足所致失眠的常用药，更年期妇女失眠多见此型。

2）该药也可用治心阴心血不足所致的心悸怔忡，如功能性早搏、冠心病等辨证属心阴心血不足者。

【注意】

1）本方滋阴之品较多，性凉，便溏者慎用。

2）感冒发热患者不宜服用。

养血安神胶囊

【成分】仙鹤草、熟地黄、首乌藤、墨旱莲、生地黄、鸡血藤、合欢皮。

【功效】滋阴养血，宁心安神。

【应用】用于阴虚血少，失眠健忘，头眩心悸。

【注意】感冒者应暂停使用。

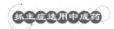

（3）心肾不交型：以健忘、心烦心悸、神疲乏力、腰膝酸软、头晕耳鸣为主症者，可酌情选用以下中成药。

乌灵胶囊

【成分】乌灵菌粉。

【功效】补肾健脑，养心安神。

【应用】用于心肾不交所致的失眠、健忘、心烦心悸、神疲乏力、腰膝酸软、头晕耳鸣、少气懒言、脉细或沉无力；神经衰弱见上述证候者等。

【注意】孕妇慎用。

（四）医生提示

本病应重视精神调摄和讲究睡眠卫生，对失眠患者来说具有实际的预防意义。积极进行心理情志调整，克服过度的紧张、兴奋、焦虑、抑郁、惊恐、愤怒等不良情绪，做到喜怒有节，保持精神舒畅，尽量以放松的、顺其自然的心态对待，反而能较好地入睡。要努力建立有规律的作息制度，从事适当的体力活动或体育健身活动。养成良好的睡眠习惯，晚餐要清淡，不宜过饱，更忌浓茶、咖啡及吸烟，睡前避免从事紧张和兴奋的活动，养成定时就寝的习惯。另外要注意睡眠环境的安宁，床铺要舒适，卧室光线要柔和，减少噪声，去除各种可能影响睡眠的外在因素。

眩晕

（一）什么是眩晕

眩是指视物昏花或眼前发黑；晕是指自觉身体或外界景物

旋转摆动，站立不稳。二者常同时发生，故统称为眩晕。轻度眩晕者闭目即止，重度眩晕者如坐舟车，或伴恶心呕吐、心慌出汗，甚至不能站立欲倒。眩晕是一个症状，可见于西医学的多种疾病。如梅尼埃病、颈椎病、内耳前庭及迷路感染、内耳前庭神经炎、高血压、低血压、贫血、白细胞减少症、脑动脉硬化症、神经官能症等。

（二）中医如何治疗眩晕

祖国医学认为，眩晕可由风、痰、虚引起，故有"无风不作眩""无痰不作眩""无虚不作眩"的说法。眩晕以虚证为多，气血虚弱、脑海空虚、肝肾不足所导致的眩晕属虚证，治疗应当滋补肝肾，益气养血，填精补髓；因风热上攻、痰浊内阻、肝阳上亢、瘀血阻络所导致的属实证或虚实夹杂，治疗应当疏散风热、平肝潜阳，清肝泻火，燥湿化痰，祛瘀通络；因风痰上扰所致眩晕又需化痰息风。

（三）治疗眩晕如何抓主症选用中成药

1. 风热上攻型 以头晕目眩、视物昏瞀、如物遮蔽、烦躁口渴、遇热加重为主症者，可酌情选用以下中成药。

清眩片

【成分】川芎、白芷、薄荷、荆芥穗、石膏。

【功效】散风清热。

【应用】临床用于头晕目眩，偏正头痛，火眼，热泪昏花，云翳遮睛，烦躁口渴，大便燥结等属上焦风热者。

【注意】阴虚阳亢者不宜服用，其表现为眩晕、头胀痛、口苦、易怒、咽干、目赤、腰膝酸软。

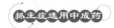

2. 肾精不足型　以眩晕而见精神萎靡，少寐健忘，腰酸耳鸣，手足烦热为主症者，可酌情选用以下中成药。

六味地黄丸

【成分】熟地黄、酒萸肉、牡丹皮、山药、茯苓、泽泻。

【功效】滋阴补肾。

【应用】本品为滋阴补肾的经典中药。适用于肾阴亏损的头晕耳鸣，也是治疗肾阴不足所致其他病症的常用药，药性平和，适合久服缓治。

【注意】

1）舌苔厚腻，食欲不振者慎用。

2）感冒发热病人不宜服用。

定眩丸

【成分】生地黄、牡丹皮、钩藤、茯苓、山药（麸炒）、山茱萸（制）、当归、珍珠母、菊花、川芎、地龙、苦杏仁（去皮）、半夏（制）、酸枣仁（炒）、栀子（炒）、甘草、僵蚕（炒）、胆南星。

【功效】滋补肝肾，清热化痰。

【应用】本品既滋补肝肾又清热化痰，安神定惊。适用于肾精不足而又有痰热内扰者。症见头目眩晕，耳鸣耳聋，心惊失眠，潮热盗汗，痰多胸闷等。

【注意】阴虚阳亢者不宜服用，其表现为眩晕、头胀痛、口苦、易怒、咽干、目赤、腰膝酸软。

眩晕宁片（颗粒）

【成分】泽泻、白术、茯苓、半夏（制）、女贞子、墨旱莲、菊花、牛膝、陈皮、甘草。辅料为淀粉、二氧化硅、微晶纤维素、硬脂酸镁、滑石粉、薄膜包衣预混剂。

【功效】滋阴补肾，祛湿化痰。

【应用】本品适用于既由肝肾不足又由痰湿中阻引起的眩晕。症见头昏头晕，腰酸健忘，脘腹胀满、恶心欲呕等。

【注意】

1）少吃生冷及油腻难消化的食品。

2）本品应餐后服用。

3. 肝阳偏亢型　以眩晕耳鸣，头痛且胀，每因烦劳或恼怒而加重，面时潮红，急躁易怒，舌红口苦为主症者（多见于高血压患者），可酌情选用以下中成药。

养血清脑颗粒

【成分】当归、川芎、白芍、熟地黄、钩藤、鸡血藤、夏枯草、决明子、珍珠母、延胡索、细辛。

【功效】养血平肝，活血通络。

【应用】

1）血压偏高者，可合用珍菊降压片或其他降压西药。

2）头痛显著者，也可以配合使用快速止痛的西药，如芬必得、止痛片等。

【注意】

1）该药有轻度降压作用，头痛头晕伴有低血压者慎用。

2）孕妇慎用。

3）平素胃肠不适、便稀者慎用。

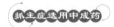

4. 气血亏虚型 以眩晕劳累易作、倦怠乏力、纳差食少、面色萎黄为主症者，可酌情选用以下中成药。

归脾丸

【成分】见"失眠"之"心脾两虚型"。

【功效】见"失眠"之"心脾两虚型"。

【应用】本品益气养血，功擅养心安神，气血亏虚之眩晕而又见心悸、失眠者更适宜。

【注意】见"失眠"之"心脾两虚型"。

补中益气丸

【成分】见"腹泻"之"脾虚泻"。

【功效】见"腹泻"之"脾虚泻"。

【应用】本品补气升阳，气血亏虚之眩晕，头昏头蒙者更宜。

【注意】见"腹泻"之"脾虚泻"。

5. 风痰上扰型 以发作性眩晕见天旋地转，如坐舟车，头重如蒙，伴胸闷呕恶为主症者（常见于梅尼埃病、颈椎病），可酌情选用以下中成药。

天麻眩晕宁合剂

【成分】天麻，钩藤，泽泻（制），半夏（制），白术，茯苓，白芍，竹茹，川芎，甘草（炙），陈皮，生姜。

【功效】化痰息风，利湿定眩。

【应用】本品化痰息风，是治疗风痰上扰型眩晕的良药。常用于耳源性眩晕和颈性眩晕，如梅尼埃病、前庭功能减退、椎动脉型颈椎病。

【注意】

1）饮食宜清淡。

2）孕妇慎用。

（四）医生提示

应注意劳逸结合，进行适当的体育锻炼；饮食有节，做到饮食清淡，戒除烟酒，少食肥甘辛辣之品；注意调节情志，以保持心情愉悦，避免情志刺激；避免突然、剧烈的体位改变或头颈部运动，以防眩晕的发生或加重。有眩晕史的患者，应避免剧烈体力活动及高空作业。

脑梗死

（一）什么是脑梗死

脑梗死又称缺血性脑卒中，是指局部脑组织因血液循环障碍，缺血、缺氧而发生的软化坏死。脑梗死主要是由于供应脑部血液的动脉出现粥样硬化和血栓形成，使管腔狭窄甚至闭塞，导致局灶性急性脑供血不足而发病。脑梗死是脑血管病中最常见者，约占75%，病死率平均10%～15%，致残率极高，且极易复发，复发性中风的死亡率大幅度增加。脑梗死可发生于任何年龄段，多见于45～70岁中老年人。临床表现以猝然昏倒、不省人事、半身不遂、言语障碍、智力障碍为主要特征。症状

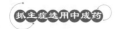

因坏死程度、血栓部位及大小不同而不同。

（二）中医如何治疗脑梗死

脑梗死属中医学"中风"的范畴，在中医辨证中又分中经络和中脏腑。无神志障碍者为中经络，有神志障碍者则为中脏腑。中经络以平肝息风，化痰通络，活血祛瘀为治则；中脏腑则用醒神开窍法以救急。

（三）治疗脑梗死如何抓主症选用中成药

如为中脏腑则应迅速入院以综合措施急救；如属中经络者，则可酌情选用下列中成药进行治疗。

脑心通胶囊

【成分】黄芪、赤芍、丹参、当归、川芎、桃仁、红花、醋乳香、醋没药、鸡血藤、牛膝、桂枝、桑枝、地龙、全蝎、水蛭。

【功效】益气活血，化痰通络。

【应用】本品适用于气虚血滞、脉络瘀阻所致中风中经络，表现为半身不遂、肢体麻木、口眼歪斜、舌强语謇及胸痹心痛、胸闷、心悸、气短；脑梗死、冠心病心绞痛属上述证候者。

【注意】

1）胃病患者饭后服用。

2）孕妇禁用。

血塞通胶囊

【成分】三七总皂苷。

【功效】活血祛瘀，通脉活络。

【应用】

1）用于脑路瘀堵、中风偏瘫及心脉瘀阻、胸痹心痛；脑血管病后遗症，冠心病心绞痛属上述证候者。

2）实验研究证明本品能抑制血小板聚集和增加脑血流量。

【注意】孕妇禁用。

华佗再造丸

【成分】川芎、吴茱萸、冰片等。

【功效】活血化瘀，化痰通络，行气止痛。

【应用】

1）用于痰瘀阻络之中风恢复期和后遗症，症见半身不遂、拘挛麻木、口眼㖞斜、言语不清。

2）临床也用于治疗冠心病、血栓闭塞性脉管炎、特发性三叉神经痛、精液不液化症等。

【注意】

1）孕妇忌服。

2）服药期间如有燥热感，可用白菊花蜜糖水送服，或减半服用，必要时暂停服用。

麝香抗栓丸

【成分】麝香、羚羊角、三七、天麻、全蝎、乌梢蛇、红花、地黄、大黄、葛根、川芎、僵蚕、水蛭（烫）、黄芪、胆南星、地龙、赤芍、当归、豨莶草、忍冬藤、鸡血藤、络石藤。

【功效】通络活血，醒脑散瘀。

【应用】

1）本品含麝香，有开窍醒神之功，更适用于中风、半身不遂、言语含混、神志不清者。

2）临床也用于治疗冠心病、血栓闭塞性脉管炎、特发性三叉神经痛、精液不液化症等。

【注意】

1）孕妇忌服。

2）脑出血患者禁用。

抗栓再造丸

【成分】红参、黄芪、胆南星、烫穿山甲、人工牛黄、冰片、烫水蛭、人工麝香、丹参、三七、大黄、地龙、苏合香、全蝎、葛根、穿山龙、当归、牛膝、何首乌、乌梢蛇、桃仁、朱砂、红花、土鳖虫、天麻、细辛、威灵仙、草豆蔻、甘草。

【功效】活血化瘀，舒筋通络，息风镇痉。

【应用】用于中风后遗症恢复期的手足麻木、步履艰难、瘫痪、口眼歪斜、言语不清。

【注意】

1）孕妇忌服。

2）年老体弱者慎服。

3）本品所含朱砂有毒，不宜过服或久服。

（四）医生提示

1）及时治疗诱发病。可能引起中风的疾病，如动脉硬化、糖尿病、冠心病、高血脂病、高黏血症、肥胖病、颈椎病等应及早治疗。高血压是发生中风最危险的因素，也是预防中风的一个中心环节，应有效地控制血压，坚持长期服药，并长期观察血压变化情况，以便及时处理。

2）重视中风的先兆征象。留意中风的先兆征象，如头晕、头痛、肢体麻木、昏沉嗜睡、性格反常等先兆中风现象。一旦小中风发作，应及时到医院诊治。

3）消除中风的诱因。如情绪波动、过度疲劳、用力过猛等。要注意心理预防，保持精神愉快，情绪稳定。提倡健康的生活方式，规律的生活作息，保持大便通畅，避免因用力排便而使血压急剧升高，引发脑血管病。

4）饮食结构合理。以低盐、低脂肪、低胆固醇为宜，适当多食豆制品、蔬菜和水果，戒除吸烟、酗酒等不良习惯。每周至少吃三次鱼，尤其是富含 ω-3 脂肪酸的鱼类，或者服用深海鱼油。ω-3 脂肪酸能够调节血液的状态，使血液较不容易形成凝块，进而防止脑梗死。

（5）室内外活动注意。冬季晨起锻炼不宜过早，以日出温暖时为宜；室内温度不宜过高，避免从较高温度的环境突然转移到温度较低的室外（特别是老年人），外出注意保暖。有过中风史的患者还要注意走路多加小心，防止跌跤；此外，日常生活起床、低头系鞋带等动作要缓慢；洗澡时间不宜过长等。

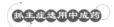

第四节　心血管内科常见病的中成药选用

冠心病、心绞痛

（一）什么是冠心病、心绞痛

冠心病是指冠状动脉粥样硬化或动力性血管痉挛造成冠脉狭窄或阻塞引起的心肌缺血缺氧或心肌坏死的心脏病，亦称缺血性心脏病，属中医"胸痹""真心痛"的范围。冠心病多见于中老年人，有5型：心绞痛型、心肌梗死型、无症状心肌缺血型（隐匿性冠心病）、心力衰竭和心律失常型、猝死型。心绞痛是冠心病常见症状之一，不同人的心绞痛发作表现不一。常表现为胸骨后的压榨感、闷胀感，甚至刀割样疼痛，可波及整个前胸，以左侧为重。可发散到左侧臂部，肩部，下颌，咽喉部，背部，也可放射到右臂。有时候表现为上腹部疼痛，容易与腹部疾病混淆。休息和舌下含化硝酸甘油能缓解。如疼痛部位与以前心绞痛部位一致，但持续更久，疼痛更重，休息和舌下含化硝酸甘油不能缓解，应立即就诊。

（二）中医如何治疗冠心病、心绞痛

中医认为，"胸痹"主因胸中阳气不足，痰凝气滞血瘀。病机为本虚标实，虚实夹杂，发作期以实为主，缓解期以虚为主。实

则当泻，针对气滞、血瘀、寒凝、痰浊而疏理气机、活血化瘀、辛温通阳和泄浊豁痰，尤重活血通脉治则；虚则宜补，权衡心脏阴阳气血之不足，有无兼见肺、肝、脾、肾等脏之亏虚，补气温阳，滋阴益肾，纠正脏腑之偏衰，尤其重视补益心气之不足。

（三）治疗冠心病、心绞痛如何抓主症选用中成药

复方丹参滴丸（片、胶囊、颗粒）

【成分】丹参、三七、冰片。

【功效】活血化瘀，理气止痛。

【应用】

1）主治气滞血瘀所致的胸痹，症见胸闷、心前区刺痛，痛处固定，入夜尤甚，舌暗有瘀斑；冠心病心绞痛见上述证候者。

2）心绞痛急性发作时可舌下含服滴丸，可作为急性心肌梗死后二级预防用药长期服用。

3）本品含丹参性寒凉，平素喜凉畏热，受热胸痛易作者更适宜。

4）急救滴丸效果更好，平素可用片剂、胶囊、颗粒。

【注意】孕妇慎用。

速效救心丸

【成分】川芎、冰片。

【功效】行气活血，祛瘀止痛。

【应用】

1）用于气滞血瘀型冠心病，心绞痛见胸痛，痛处固定，

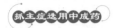

胸闷舌暗有瘀斑症状明显者。

2）本品含川芎性热，受凉后胸痛等症状加重的寒凝血瘀型心绞痛更宜服用。

3）冠心病患者平时可舌下含服5粒，每日2～3次，作为预防治疗用药；心绞痛发作时需一次舌下含服15粒。

【注意】

1）孕妇禁用。

2）伴有中重度心力衰竭的心肌缺血者慎用。

麝香保心丸

【成分】人工麝香、人参提取物、人工牛黄、肉桂、苏合香、蟾酥、冰片。

【功效】芳香温通，益气强心。

【应用】

1）用于气滞血瘀所致的胸痹，症见心前区疼痛、固定不移，舌暗有瘀斑；心肌缺血所致的心绞痛、心肌梗死见上述证候者。

2）气短明显者可配用补心气口服液或益心舒胶囊。

3）心绞痛不缓解可舌下含服速效救心丸或硝酸甘油。

4）适合平素喜热饮食、大便易稀溏的脾胃虚寒者或遇寒受凉后易出现心绞痛发作的患者使用。

【注意】

1）舌红苔少、心烦、手足心热、失眠多梦等症状明显者不宜服用。

2）孕妇慎用。

3）伴有中重度心力衰竭的心肌缺血者慎用。

地奥心血康胶囊

【成分】地奥心血康。

【功效】活血化瘀，行气止痛。

【应用】

1）用于预防和治疗冠心病、心绞痛及瘀血内阻之胸痹、胸闷胸痛入夜尤甚，眩晕、气短、心悸、舌暗有瘀斑等症。能够扩张冠脉血管，改善心肌缺血。

2）疼痛明显者可配用丹参胶囊等制剂。

3）乏力，气短明显者可配用益心舒胶囊或补心气口服液。

4）心绞痛不能缓解者可舌下含服速效救心丸或硝酸甘油。

【注意】孕妇禁用，月经期妇女及出血倾向者慎用。

血府逐瘀口服液（胶囊）

【成分】桃仁、红花、当归、川芎、地黄、赤芍、牛膝、柴胡、枳壳、桔梗、甘草。

【功效】活血化瘀，行气止痛。

【应用】

1）本品是治疗气滞血瘀所致胸痹心痛的常用药，症见胸闷胸痛受寒生气易作，入夜尤甚，舌暗有瘀斑等。也可用于气滞血瘀所致其他病证。

2）心绞痛不能缓解者可舌下含服速效救心丸或硝酸甘油。

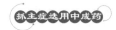

【注意】

1）体质虚弱见气短、乏力、易感冒、舌淡苔薄者不宜应用。

2）宜饭后服用。

3）孕妇忌用。

通心络胶囊

【成分】人参、水蛭、全蝎、赤芍、蝉蜕、土鳖虫、蜈蚣、檀香、降香、乳香（制）、酸枣仁（炒）、冰片。

【功效】益气活血，通络止痛。

【应用】

1）用于冠心病心绞痛属心气虚乏，血瘀络阻证，症见胸部憋闷、刺痛、绞痛，固定不移，心悸自汗，气短乏力，舌质紫暗或有瘀斑。

2）亦用于气虚血瘀络阻型中风病，如脑梗。症见半身不遂或偏身麻木、口舌歪斜、言语不利。

3）本品含水蛭、全蝎、蜈蚣等虫类药，通络力强，适合于瘀阻重症，另此3药有毒，不可随意加大剂量服用。

4）心绞痛不能缓解者可舌下含服速效救心丸或硝酸甘油。

【注意】

1）孕妇禁用，月经期、出血倾向者慎用。

2）宜饭后服用。

参桂胶囊

【成分】红参、川芎、桂枝。

【功效】益气通阳，活血化瘀。

【应用】本品含红参，性大热，适用于心阳不振，气虚血瘀证，症见胸部刺痛，固定不移，入夜更甚，遇冷加重，或畏寒喜暖，面色少华；冠心病、心绞痛见上述证候者。

【注意】

1）本品不宜单独用于症见痰多、烦热、易怒的心绞痛患者。

2）症见心烦、手足心热、失眠多梦的心绞痛患者慎用。

3）少数患者服药后，可出现口干、口渴症状，一般不需特殊处理，症状可自行消失。

补心气口服液

【成分】黄芪、人参、石菖蒲、薤白。

【功效】补益心气，理气止痛。

【应用】

1）用于气短、心悸、乏力、头晕等心气虚损型胸痹心痛；冠心病、心绞痛见上述证候者。

2）心绞痛不能缓解者可舌下含服速效救心丸或硝酸甘油。

【注意】避免过度操劳、剧烈运动，保持身心舒畅，少吸烟、喝酒。

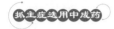

生脉饮

【成分】红参（党参）、麦冬、五味子。

【功效】益气复脉，养阴生津。

【应用】

1）用于气阴两亏，心悸气短，脉微自汗；冠心病、心绞痛见上述证候者。

2）本品有党参方和人参方两种，人参方性热，党参方性平。

3）也可用于中暑气短多汗、久咳后气短多汗及低血压等的治疗。

【注意】

1）凡脾胃虚弱，呕吐泄泻，腹胀便溏、咳嗽痰多者慎用。

2）感冒病人不宜服用。

3）本品宜饭前服用。

（四）医生提示

1）注意调摄精神，避免情绪激动；注意生活起居，寒温适宜；注意劳逸结合，发作期患者应该卧床休息。

2）注意调节饮食，不过食膏粱厚味及烟酒刺激之品，保持大便通畅，切忌用力努挣。

3）保持血压正常稳定，维持血脂正常。

4）冠心病心绞痛患者平时应注意随身携带药物，一旦发病，应立即服药，平卧打电话告诉亲人或打电话求救，切忌随意走动，尤其注意不要上下楼。

高血压

（一）什么是高血压

高血压是指以体循环动脉血压（收缩压和／或舒张压）增高为主要特征（收缩压 ≥ 140 毫米汞柱，舒张压 ≥ 90 毫米汞柱），可伴有心、脑、肾等器官的功能或器质性损害的临床综合征。高血压是临床常见病。以头痛眩晕、时发时止，或头重脚轻、步履不稳、血压升高为特征。本病多因情志变化、过度紧张、饮食失节、过度饮酒、吸烟、肥胖致使阴阳平衡失调而病。本病属中医学"头痛""眩晕"的范畴。

（二）中医如何治疗高血压

中医临床以肝阳上亢和肝肾阴虚多见，治以清热平肝、育阴潜阳、滋补肝肾为主。

（三）治疗高血压如何抓主症选用中成药

珍菊降压片

【成分】野菊花膏粉、珍珠层粉、盐酸可乐定、氢氯噻嗪、芦丁。

【功效】清肝利尿降压。

【应用】

1）本品属于中西药复方制剂，适用于高血压患者见头晕、头胀、烦躁、易激惹状态等症状明显者。

2）若血压控制不佳，勿擅自增加药量。

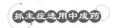

3）可在医生指导下，配合服用其他降压药治疗高血压。

【注意】

1）交叉过敏：与磺胺类药物，呋塞米，布美他尼，碳酸酐酶抑制剂有交叉反应。

2）对诊断干扰：可致糖耐量降低，有促进动脉粥样硬化的可能。

3）下列患者应该慎用珍菊降压片：无尿或严重肾功能减退者，因本类药效果差，应用大剂量时可致药物蓄积，毒性增加；糖尿病患者；高尿酸血症或有痛风病史者；严重肝功能损害者，水、电解质紊乱可诱发肝昏迷；高钙血症患者；低钠血症患者；红斑狼疮患者，应用此药可加重病情或诱发活动；胰腺炎患者；交感神经切除者应用此药降压作用加强。

4）应从最小有效剂量开始用药以减少副作用的发生，减少反射性肾素和醛固酮分泌。

5）该药中的氢氯噻嗪成分能通过胎盘屏障，对胎儿可能会有影响，因此孕妇应慎重使用。

6）有冠状动脉供血不足、脑血管病以及近期有心肌梗死者应慎用。

7）本品为中西药复方制剂，含有盐酸克乐定、氢氯噻嗪、芦丁等化学成分，请仔细阅读说明书并在医师指导下使用。停药时需在医生指导下，在2～4天期间逐渐减少剂量，避免出现血压急剧升高等盐酸可乐定撤药反应。

复方罗布麻片 Ⅰ

【成分】罗布麻叶、野菊花、防己、三硅酸镁，硫酸双肼屈嗪、氢氯噻嗪、盐酸异丙嗪、氯氮䓬、维生素 B_1、维生素 B_6、泛酸钙。

【功效】清肝利尿降压。

【应用】

1）本品属中西药复方制剂，适用于高血压患者见头晕、头胀、烦躁、易激惹状态等症状明显者。

2）可在医师指导下与其他类别的降压药合用。

【注意】

1）本品不可作为妇女及哺乳期妇女高血压患者的首选药物。

2）伴有糖尿病、痛风的高血压患者应慎用。

3）本品大剂量服用时有中枢镇静作用，驾驶车辆及高空作业者慎用。

4）罗布麻制剂口服常有肠鸣、腹泻，偶有胃痛、口干苦等不良反应，过量使用可引起镇静、嗜睡、乏力等，也可引起血尿酸增加。

降压平片

【成分】夏枯草、葛根、珍珠母、菊花、淡竹叶、芦丁、槲寄生、黄芩、薄荷脑、地龙、地黄。

【功效】降压，清头目。

【应用】本品亦含有化学成分芦丁，适用于高血压患者见眩晕、烦躁、易激惹状态、舌边舌尖红、苔黄等症状明

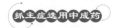

显者，也可辅助治疗高血压患者血压控制不佳时见上述症状者。

【注意】

1）有慢性胃炎及消化性溃疡者忌用。

2）偶引起恶心、头胀、乏力、鼻塞、嗜睡等，减少用量或停药后即可消失。

牛黄降压胶囊

【成分】羚羊角、珍珠、水牛角浓缩粉、人工牛黄、冰片、白芍、党参、黄芪、决明子、川芎、黄芩提取物、甘松、薄荷、郁金。

【功效】清心化痰，平肝安神。

【应用】

1）心肝火旺、痰热壅盛所致的头晕目眩、头痛失眠、烦躁不安；高血压病见上述证候者。

2）对于头晕、头痛、烦躁不安等症状明显的高血压患者可使用本药改善症状。

【注意】

1）用药期间忌食酒酪、辛辣、肥甘等刺激性食物。

2）使用前需排除继发性血压升高。

清肝降压胶囊

【成分】制何首乌、桑寄生、夏枯草、槐花（炒）、小蓟、丹参、葛根、川牛膝、泽泻（盐炒）、远志（去心）。

【功效】清热平肝，补益肝肾。

【应用】

1）用于高血压病，肝火亢盛、肝肾阴虚证，症见眩晕、头痛、面红目赤、急躁易怒、口干口苦、腰膝酸软、心悸不寐、耳鸣健忘、便秘溲黄。

2）对于头晕、头痛、腰背酸痛等症状明显的高血压患者可使用本药改善症状。

【注意】

1）有慢性胃炎及消化性溃疡时，需关注服药后的胃肠道反应。

2）使用前需排除继发性血压升高。

杜仲降压片

【成分】杜仲（炒）、益母草、夏枯草、黄芩、钩藤。

【功效】补肾，平肝，清热。

【应用】

1）适用于高血压患者见头痛眩晕、耳鸣、烦躁等症状明显者，也可辅助治疗高血压患者血压控制不佳时见上述症状者。

2）对于有头晕、头痛、腰痛等症状明显的高血压患者可以使用本药以改善症状。

【注意】

1）有慢性胃炎及消化性溃疡时，需关注服药后的胃肠道反应。

2）使用前需排除继发性血压升高。

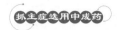

山菊降压片

【成分】山楂、菊花、泽泻、夏枯草、小蓟、决明子。

【功效】平肝潜阳。

【应用】

1）阴虚阳亢所致的头痛眩晕、耳鸣健忘、腰膝酸软、五心烦热、心悸失眠；高血压病见上述证候者。

2）对于有头晕头痛等症状明显的高血压患者可以使用本药以改善症状。

【注意】

1）决明子有润肠通便之功，便溏者慎用。

2）使用前需排除继发性血压升高。

（四）医生提示

合理地安排工作与生活，饮食有节，起居有时，情绪稳定，适当参加体育锻炼，保证充足的睡眠，戒烟少酒，低盐饮食，减肥降体重，对防治高血压具有积极的作用。高血压为慢性病，会对心、脑、肾造成慢性损害，也是中风发生的高危人群，应积极控制。若病情变化，头痛如裂不可忍受，神志异常，多为中风先兆症状，应及时到医院检查治疗，以免贻误病情。

血脂异常

（一）什么是血脂异常

血脂异常是一类较常见的代谢性疾病，是人体内脂蛋白的代谢异常，主要指血液总胆固醇（TC）、低密度脂蛋白胆固醇（LDL-C）、甘油三酯（TG）过高，高密度脂蛋白胆固醇（HDL-C）过低等。血脂异常是导致动脉粥样硬化的重要因素之一，是冠心病和缺血性脑卒中的独立危险因素。在我国血脂异常的发生率高，还有逐渐上升的趋势，这与我国人民的生活水平明显提高、饮食习惯发生改变等原因有密切关系。

（二）中医如何治疗血脂异常

中医认为血脂异常多因"痰湿""血瘀"，其病因为脏腑功能失调，过量摄入肥腻厚味所致。其本在脾虚、肾虚，其标在痰瘀痹阻。常以燥湿化痰、健脾益气、消导豁痰、利湿化瘀为治法。近年来现代医学在从抑制胆固醇吸收、合成，促进排泄，影响体内脂质代谢四个方面寻求有效单味中药已取得较大突破。

（三）治疗血脂异常如何抓主症选用中成药

血脂异常常用的中成药有以下几种，患者可根据自己的具体情况酌情选用。

血脂康胶囊

【成分】红曲。

【功效】除湿祛痰，活血化淤，健脾消食。

【应用】

1）适用于高脂血症属脾虚痰瘀阻滞者，症见气短、乏力、头晕、头痛、胸闷、腹胀、食少纳呆等；也可用于由高脂血症及动脉粥样硬化引起的心脑血管疾病的辅助治疗。

2）血脂康胶囊能降胆固醇、甘油三酯、低密度脂蛋白，还可以升高对人体有益的高密度脂蛋白胆固醇，如无特殊理由不应停药，坚持长期服用。

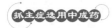

3）作为冠心病的二级预防，可用于血脂水平边缘升高或不高的冠心病患者；同时也用于高危患者的调脂治疗，治疗糖尿病、高血压、代谢综合征及老年人群的血脂异常。

【注意】

1）用药期间应定期检查血脂、血清氨基转移酶和肌酸磷酸激酶，如发生血清氨基转移酶增高达正常高限3倍，或血清肌酸磷酸激酶显著增高时，应停用本品。

2）首次服用血脂康胶囊后4～8周复查肝功能及肌酶，以后根据检测结果延长监测时间，若肝功能及肌酶正常可每半年复查1次。有肝病史者服用本品尤其要注意肝功能的监测。

3）孕妇及哺乳期妇女慎用。

4）本品常见不良反应为肠胃道不适，如胃痛、腹胀、胃部灼热等。

5）偶可引起血清氨基转移酶和肌酸磷酸激酶可逆性升高。

6）罕见乏力、口干、头晕、头痛、肌痛、皮疹、胆囊疼痛、浮肿、结膜充血和泌尿道刺激症状。

绞股蓝总苷胶囊

【成分】绞股蓝总苷，辅料为淀粉。

【功效】养心健脾，益气和血，除痰化瘀，降血脂。

【应用】

1）适用于高血脂症，见有心悸气短、胸闷肢麻、眩晕头痛、健忘耳鸣、自汗乏力或脘腹胀满等心脾气虚、痰阻血瘀者。

2）此药可用于各种原因引起的免疫功能低下症、白粒细胞减少症，长期使用糖皮质激素和进行化疗的肿瘤患者，对合并血脂异常的肿瘤患者效果更佳。

【注意】

1）伴有其他严重的慢性病，或在治疗期间又患有其他疾病，应去医院就诊，在医师指导下服药。

2）如正在使用其他药品，使用本品前请咨询医师或药师。

降脂宁颗粒

【成分】山楂（去核）、制何首乌、决明子、荷叶。

【功效】降血脂，软化血管。

【应用】

1）用于增强冠状动脉血液循环，抗心律不齐及高血脂症。适用于高脂血症见腹胀便秘、食少纳呆、胸闷等症状明显者。

2）广泛适用于心脑血管供血不足，还可软化血管，增强冠状动脉血液循环。显著改善患者因高血脂引起头晕、胸闷、胸痛、心悸、四肢麻木及心律不齐等症状，有治疗和预防的双重功效。

3）长期服用还可以延缓衰老，老年患者获益更多。

4）气血亏虚症状明显者应加用补气养血类药物。

5）与降脂类西药合用可增强降脂效果。

【注意】

1）如伴有其他严重的慢性病，或在治疗期间又患有其他疾病，应去医院就诊，在医师指导下服药。

2）如正在使用其他药品，使用本品前请咨询医师或药师。

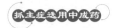

通脉降脂片

【成分】笔管草、川芎、荷叶、三七、花椒。

【功效】降脂化浊,活血通脉。

【应用】

1)适用于高脂血症见舌暗有瘀斑等症状明显者。

2)若舌红苔黄者加用清热药物。

【注意】

1)本品不宜用于高脂血症见气短乏力、舌淡苔薄白者。

2)伴有其他严重的慢性病,或在治疗期间又患有其他疾病,应去医院就诊,在医师指导下服药。

脂必妥片

【成分】红曲。

【功效】健脾消食,除湿祛痰,活血化瘀。

【应用】

1)用于高脂血症、动脉粥样硬化及由此引起的头晕、头痛、胸闷、胸痛、肢体麻木、舌质紫暗或有斑点等症。

2)合并饮食过多或暴饮暴食引起的便秘者加用白术、山楂等健脾化瘀药物送服;舌红苔黄厚腻者可加用黄连等送服。

【注意】孕妇及哺乳期妇女慎用。

降脂通络软胶囊

【成分】姜黄提取物。

【功效】活血行气,降脂去浊。

【应用】

1）适用于高脂血症，症见胸胁胀痛、心前区刺痛、胸闷、舌尖边有瘀点或瘀斑等属血瘀气滞者。

2）心前区刺痛明显者可合用山楂、丹参、绞股蓝等化瘀药物。

【注意】本品不宜用于高脂血症见气短乏力，舌淡苔薄白者。

山楂精降脂片

【成分】山楂提取物，辅料为淀粉、蔗糖、硬脂酸镁、羧甲淀粉钠、微粉硅胶、糊精、糖衣色素（柠檬黄）。

【功效】消积化瘀。

【应用】用于高血脂及防止动脉粥样硬化，帮助心脏系统正常循环和保持胆固醇正常。用于治疗高脂血症、冠心病、高血压等病症。

【注意】本品有活血之效，孕妇慎用。

（四）医生提示

血脂异常尤其是高血脂症多因嗜食肥甘厚味，食积内停，损伤脾胃停饮成痰，痰从浊化，酿成脂膏；或肝气郁结，横逆犯脾使脾运失职，凝痰生瘀，化热耗阴，致肝肾阴虚。本病除用药治疗外，更强调生活调理，胆固醇过高应少食高胆固醇食物，如蛋黄、动物内脏、海鲜等；甘油三酯过高应饮食清淡，少摄入饱和性脂肪酸，如肥腻肉食、动物油脂。同时要注意情绪稳定，动静结合，劳逸结合，适当运动，生活规律。

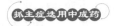

第五节　肾内科常见病的中成药选用

泌尿系感染、前列腺炎

（一）什么是泌尿系感染、前列腺炎

泌尿系感染又称尿路感染，是尿路上皮因细菌侵入导致的炎症反应，常表现为尿频、尿急、尿痛，称为尿路刺激的三大症状，尿常规检查有白细胞或脓球、潜血。尿路感染常多发于女性，尤其多发于性生活活跃期及绝经后女性。根据感染部位分为上尿路感染和下尿路感染，肾盂肾炎属上尿路感染，膀胱炎、尿道炎属下尿路感染。

前列腺炎是指由多种复杂原因引起的，以尿道刺激症状和慢性盆腔疼痛为主要临床表现的前列腺疾病。前列腺炎是泌尿外科的常见病，发病率在 50 岁以下男性中占首位。分细菌性前列腺炎和非细菌性前列腺炎，病因不清，因此其治疗以改善症状为主。

（二）中医如何治疗泌尿系感染、前列腺炎

本病属于中医学中"淋证"的范围。急性期多由湿热蕴结下焦所致，慢性患者则往往有脾肾虚弱的表现。治疗时急性期多以清热利湿，通淋泄浊为主，慢性期往往虚实夹杂，以温补脾肾兼清利湿热为治疗原则。

（三）治疗泌尿系感染、前列腺炎如何抓主症选用中成药

泌尿系感染、前列腺炎在临床治疗用药时会有所不同，患者可根据自己的具体情况酌情选用下列药物。

八正合剂（八正散颗粒）

【成分】瞿麦、车前子（炒）、萹蓄、大黄、滑石、川木通、栀子、灯心草、甘草。

【功效】清热，利尿，通淋。

【应用】用于湿热下注之湿热淋证，小便短赤，淋沥涩痛，口燥咽干；尿路感染见以上表现者。

【注意】

1）本品含有甘草，不可与甘遂、海藻、大戟、芫花或舟车丸等含有上述药物的中成药同用。

2）孕妇忌用。

3）胃肠不适、便稀、腹泻者忌用。

4）久病体虚者、儿童及老年人慎用。

清热通淋片（胶囊）

【成分】爵床、苦参、白茅根、硼砂。

【功效】清热，利湿，通淋。

【应用】用于下焦湿热所致热淋。症见小便频急、尿道刺痛、尿液混浊、口干苦等；急性泌尿系感染见于上述证候者。

【注意】

1）偶见消化道不适，一般可自行缓解，胃脘不适者宜在饭后服药。

2）孕妇忌服。

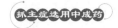

导赤丸

【成分】连翘、黄连、栀子（姜炒）、木通、玄参、天花粉、赤芍、大黄、黄芩、滑石。

【功效】清热泻火，利尿通淋。

【应用】

1）用于湿热下注的热淋，症见尿频、尿急、小便灼热刺痛等。泌尿系感染见上述症状者。

2）本品上能清心火，下能利小便，更适用于火热内盛所致的口舌生疮、咽喉疼痛、心胸烦热、小便灼热刺痛、大便秘结。

【注意】

1）本品含有天花粉，不宜与含有乌头类药物同用。

2）本品含有赤芍，不可与藜芦或三七伤宁胶囊、神州跌打丸等含有藜芦的中成药同用。

3）本品不宜与附子、肉桂等温热药同用。

4）胃肠不适、便稀、腹泻者忌用。

5）孕妇慎用。

6）久病体弱、儿童及老年人慎服。

分清五淋丸

【成分】木通、车前子（盐炒）、黄芩、茯苓、猪苓、黄柏、大黄、萹蓄、瞿麦、知母、泽泻、栀子、甘草、滑石。

【功效】清热泻火，利尿通淋。

【应用】

1）湿热下注所致的淋证，症见小便黄赤、尿频尿急、尿道灼热涩痛。

2）血尿明显可以配合使用止血药。

【注意】

1）本品含有甘草，不可与甘遂、海藻、大戟、芫花或舟车丸等含有上述药物的中成药同用。

2）不宜与附子、肉桂等温热药同用。

3）孕妇忌用。

三金片（颗粒、胶囊）

【成分】金樱根、菝葜、羊开口、金沙藤、积雪草。

【功效】清热解毒，利湿通淋，益肾。

【应用】下焦湿热所致的热淋、小便短赤、淋沥涩痛、尿急频数；急慢性肾盂肾炎、膀胱炎、尿路感染见上述证候者；慢性非细菌性前列腺炎肾虚湿热下注证。

【注意】本品不宜与附子、肉桂等温热药同用。

尿感宁颗粒

【成分】海金沙藤、连钱草、凤尾草、萹草、紫花地丁。

【功效】清热解毒，通淋利尿。

【应用】用于膀胱湿热所致淋症：症见尿频、尿急、尿道涩痛、尿色偏黄，小便淋沥不尽等；急性尿路感染或慢性尿路感染急性发作属湿热下注证者。

【注意】本品不宜与附子、肉桂等温热药同用。

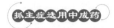

复方石韦片

【成分】石韦、黄芪、苦参、萹蓄。

【功效】清热燥湿，利尿通淋。

【应用】方中石韦善止血，故本品善治"血淋"，即症见尿频、尿急、尿痛、尿中有血者；急性肾小球炎、肾盂肾炎、膀胱炎、尿道炎见上述证候者。

【注意】本品不宜与附子、肉桂等温热药同用。

癃清片

【成分】泽泻、车前子、败酱草、金银花、牡丹皮、白花蛇舌草、赤芍、仙鹤草、黄连、黄柏。

【功效】清热解毒，凉血通淋。

【应用】用于下焦湿热所致的热淋，症见尿频、尿急、尿痛、腰痛、小腹坠胀；亦用于慢性前列腺炎湿热蕴结兼瘀血证，症见小便频急，尿后余沥不尽，尿道灼热，会阴少腹腰骶部疼痛或不适等。

【注意】

1）本品含有赤芍，不可与藜芦或三七血伤宁胶囊、神州跌打丸等含有藜芦的中成药同用。

2）本品不宜与附子、肉桂等温热药同用。

前列通胶囊

【成分】薜荔、黄芪、车前子、黄柏、两头尖、蒲公英、泽兰、琥珀、八角茴香油、肉桂油。

【功效】清热解毒，清利湿浊，理气活血，消炎止痛，祛瘀通淋。

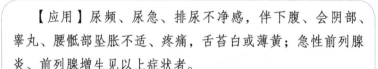

【应用】尿频、尿急、排尿不净感，伴下腹、会阴部、睾丸、腰骶部坠胀不适、疼痛，舌苔白或薄黄；急性前列腺炎、前列腺增生见以上症状者。

【注意】

1）本药清热利湿通淋活血，药性温和，长期服用遵医嘱。

2）孕妇忌服。

（四）医生提示

泌尿系感染在急性发作期必须彻底治疗。一旦复发，再治疗难度明显增加，治疗效果往往不好，容易反复发作成为慢性病变。虽已治愈症状消失的患者，其善后巩固调治仍尤为重要。同时在治疗期间，要忌食油腻辛辣食品，多喝水，多排尿，注意阴部卫生，每天换洗内裤，忌房事，避免受凉劳累。另外过长时间的憋尿常可造成膀胱炎，故应尽量避免憋尿。

泌尿系结石

（一）什么是泌尿系结石

泌尿结石是泌尿系统的常见病。结石可见于肾、膀胱、输尿管和尿道的任何部位。但以肾与输尿管结石最为常见。肾与输尿管结石的典型表现为肾绞痛与血尿，在结石引起绞痛发作以前，病人没有任何感觉，但由于某种诱因，如剧烈运动、劳动、长途乘车等，会突然出现一侧腰部剧烈的绞痛，并向下腹及会阴部放射，伴有腹胀、恶心、呕吐、程度不同的血尿；膀

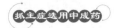

胱结石主要表现是排尿困难和排尿疼痛，往往可以伴发泌尿系感染。

（二）中医如何治疗泌尿系结石

本病属于中医学中"石淋"的范围。多因下焦积热，煎熬水液所致。中医多以清利湿热、通淋排石为治疗大法。

（三）治疗泌尿系结石如何抓主症选用中成药

治疗泌尿系结石的常用中成药有以下数种，可酌情选用。

复方石淋通片

【成分】广金钱草、石韦、海金沙、滑石粉、忍冬藤。

【功效】清热利湿，通淋排石。

【应用】

1）用于膀胱湿热，石淋涩痛，尿路结石、泌尿系统感染属膀胱湿热者。

2）疼痛难耐时，可以使用解痉止痛或镇痛药。

【注意】

1）不宜与附子、肉桂等温热药同用。

2）孕妇忌用。

排石颗粒

【成分】连钱草、盐车前子、木通、徐长卿、石韦、瞿麦、忍冬藤、滑石、茼麻子、甘草。

【功效】清热利水，通淋排石。

【应用】

1）用于肾脏结石、输尿管结石、膀胱结石等病属下焦湿热。症见腰腹疼痛、排尿不畅或伴有血尿、小便色黄、舌红苔黄者。

2）疼痛难耐时，可以使用解痉止痛或镇痛药。

3）血尿明显者可以配合使用止血药。

【注意】

1）本品含有甘草，不可与甘遂、海藻、大戟、芫花或舟车丸等含有上述药物的中成药同用。

2）不宜与附子、肉桂等温热药同用。

3）孕妇忌用。

金钱草颗粒

【成分】金钱草。

【功效】清利湿热，通淋排石。

【应用】

1）适用于泌尿系统结石见小便不畅，或排尿时突然中断，小腹紧胀，或腰腹绞痛难忍，尿中带血，舌色红，舌苔薄黄者；亦用于胆石症。

2）疼痛难耐时，可以使用解痉止痛或镇痛药。

3）血尿明显者可以配合使用止血药。

【注意】不宜与肉桂、附子等温热药同用。

肾石通颗粒

【成分】金钱草、王不留行（炒）、萹蓄、延胡索（醋制）、鸡内金（烫）、丹参、木香、瞿麦、牛膝、海金沙。

【功效】清热利湿，活血止痛，化石，排石。

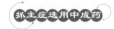

【应用】

1）适用于下焦湿热所致腰腹疼痛、小便色黄、尿血、尿频、尿急、尿痛、舌红苔黄者；肾结石，肾盂结石，膀胱结石，输尿管结石见以上症状者。

2）疼痛难耐时，可以使用解痉止痛或镇痛药。

3）血尿明显者可以配合使用止血药。

【注意】

1）不宜与附子、桂枝等温热药同用。

2）久病体弱，兼见颜面色白、神疲乏力、气短懒言、腰膝酸软、手足心热者不宜单用本品。

3）孕妇忌用。

五淋化石丸

【成分】广金钱草、鸡内金、泽泻、沙牛、琥珀、黄芪、石韦、海金沙、车前子、延胡索（醋制）、甘草。

【功效】通淋利湿，化石止痛。

【应用】

1）适用于湿热蕴结下焦，见小便不畅，尿中时夹砂石，或排尿时突然中断，小腹拘急，或腰腹绞痛难忍，尿中带血，舌色红，舌苔薄黄者；尿路感染，尿路结石见上症者。

2）疼痛难耐时，可以使用解痉止痛或镇痛药。

3）血尿明显者可以配合使用止血药。

4）本品对手术后患者的碎石排除效果独特。

【注意】

1）不宜与附子、肉桂等温热药同用。

2）感冒发热病人不宜服用。

（四）医生提示

患有本病的患者饮食中应禁食含胆固醇高的蛋黄、动物内脏、海鲜等。少食含草酸、钙高的食品，如菠菜、油菜、海带、核桃、甜菜、巧克力、芝麻酱、腌带鱼等。最好不要喝酒、浓茶、浓咖啡。饮食宜清淡、多食新鲜的蔬菜、水果，养成多饮水的习惯，一般每天应饮水 1500～2000 毫升为宜，以冲刷尿道促进排石。

尿频、遗尿、小便不利、水肿

（一）什么是尿频、遗尿、小便不利、水肿

尿频指单纯的小便次数明显增多或夜尿频多；遗尿多指四周岁以上小儿在熟睡时不自主排尿或老年人不能自控小便而遗；小便不利指小便量减少、排尿困难甚至小便完全闭塞不通（中医称为"癃闭"）。水肿是指体内水液潴留，泛滥肌肤，以头面、眼睑、四肢、腹背，甚至全身浮肿为临床特征的一类病证。小便不利和水肿常相伴随。此四种皆为临床症状，可见于多种疾病，如急慢性肾炎、前列腺增生、骶椎裂、妊娠尿频或小便不利等。

（二）中医如何治疗尿频、遗尿、小便不利、水肿

中医学认为，脾主运化水湿，肾主水，司小便，尿频、遗尿、小便不利、水肿总属脾肾的功能失职，多为肾阳或肾气不足及脾的阳气不足所致，治疗往往从脾或肾入手，以固肾气、温肾阳为多。尿频、遗尿常又佐以收敛固涩，小便不利、水肿则佐以利水。

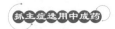

（三）治疗尿频、遗尿、小便不利、水肿如何抓主症选用中成药

1. 肾阳虚型 以尿频、遗尿或夜尿频多，小便清冷；小便不利、水肿以下肢为主，日出渐消，常伴畏寒肢冷、腰膝酸软为主症者，可酌情选用以下中成药。

金匮肾气丸（桂附八味丸）

【成分】地黄、山药、山茱萸（酒炙）、茯苓、牡丹皮、泽泻、桂枝、附子（制）、牛膝（去头）、车前子（盐炙）。

【功效】温补肾阳，化气行水。

【应用】

1）适用于尿频，夜尿频多，遗尿，老人小便不利（无力）或妊娠小便不利，水肿属肾阳虚肾气不足者。

2）该药广泛用于治疗肾阳不足所致多种病证。

3）本品为补肾阳、生肾气的经典方药，药性温和，适合久服缓治。

【注意】

1）忌食生冷物。

2）忌房欲、气恼。

济生肾气丸

【成分】熟地黄、山茱萸（制）、牡丹皮，山药、茯苓、泽泻、肉桂、附子（制）、牛膝、车前子。

【功效】温肾化气，利水消肿。

【应用】

1）本品较金匮肾气丸多车前子、牛膝，功偏利水消肿，故适用于肾阳不足、水湿内停所致的水肿、腰膝酸重、小便不利。

2）若兼腹胀纳差、乏力便溏者，可与参苓白术散配合服用。

【注意】

1）本品不宜用于湿热壅盛（遍身浮肿、胸闷、烦热口渴、小便色黄、舌苔黄腻），风水泛滥（先有发热、怕风，继则眼睑水肿，遍及全身，舌淡红）水肿者。

2）宜低盐饮食。

缩泉丸

【成分】山药、益智仁（盐炒）、乌药。

【功效】温肾祛寒，缩尿止遗。

【应用】

1）本品温肾固涩，适用于下元虚冷之小便频数及小儿遗尿。现代多用于慢性尿路感染、膀胱调节失常、真性及压力性尿失禁者及神经性频尿、尿崩症等证属肾气不足，下元虚冷者。

2）可与金匮肾气丸配用，疗效更佳。

【注意】忌辛辣、生冷、油腻食物。

五苓散

【成分】猪苓、茯苓、炒白术、泽泻、肉枝。

【功效】利水渗湿，温阳化气。

【应用】

1）本品亦为经典方药，以利尿消肿为主，属治标之剂，

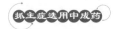

凡水肿、小便不利皆可应用，如急慢性肾炎水肿、肝硬化腹
水、心源性水肿、尿潴留、脑积水等属水湿内停者。

　　2）也可用于水湿泄泻（见腹泻），利小便以实大便。

　　【注意】

　　1）湿热者忌用，且本方不宜长服。

　　2）孕妇慎用。

　　2. 中气虚型　　以尿频、遗尿、小便不利、水肿伴见面色萎
黄、倦怠乏力、腹胀食少、大便溏泻等为主症者，可酌情选用
以下中成药。

补中益气丸

　　【成分】见"腹泻"之"脾虚泻"。

　　【功效】见"腹泻"之"脾虚泻"。

　　【应用】

　　1）适用于妊娠尿频、产后小便不利或压力性遗尿（如
咳嗽即遗尿）或水肿属中气不足者。

　　2）本品广泛适用于中气不足所造成的多种病证。

　　【注意】见"腹泻"之"脾虚泻"

　　3. 前列腺增生型　　主因前列腺增生或伴前列腺炎而致的小
便不利。常见于中老年男性，以尿等待、尿线细、尿中断、尿
不尽或伴尿频、尿急等为主症者，可选用下列中成药。

癃闭舒胶囊

【成分】补骨脂，益母草，金钱草，海金沙，琥珀，山慈菇。

【功效】益肾活血，清热通淋。

【应用】用于肾气不足，湿热瘀阻所致的癃闭，症见腰膝酸软、尿频、尿急、尿痛、尿线细，伴小腹拘急疼痛；前列腺增生见以上症状者。

【注意】

1）个别患者服药后有轻微的口渴感，胃部不适、轻度腹泻，不影响继续服药。

2）如正在服用其他药品，使用本品前请咨询医师或药师。

舒泌通片

【成分】川木通、钩藤、野菊花、金钱草。

【功效】清热解毒，利尿通淋，软坚散结。

【应用】用于湿热蕴结所致癃闭、小便量少、热赤不爽；前列腺增生见上述证候者。

【注意】

1）服药期间忌食酸、冷和辛辣食品。

2）在服药期间如出现轻度腹泻，适当减量即可恢复正常。

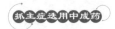

（四）医生提示

这类病证，特别是水肿，首先要查明病因，积极治疗原发病，配合服用中成药。同时要注意避免过度疲劳，低盐饮食；小儿尿频、遗尿注意排查骶椎裂；前列腺增生者应注意少食辛辣刺激食物，少饮酒，节制性生活，多喝水，不憋尿。

第六节　血液内科常见病的中成药选用

贫血

（一）什么是贫血

贫血是指血红蛋白（Hb）低于正常水平，成年男性 Hb ＜ 120g/L，成年女性（非妊娠）Hb ＜ 110g/L，孕妇 Hb ＜ 100g/L 就有贫血。按血红蛋白浓度分轻度、中度、重度和极重度贫血。造成贫血的原因很多，最常见的是缺铁性贫血，常因营养不良或失血过多造成，另外还有溶血性贫血、巨幼细胞贫血（叶酸、维生素 B_{12} 缺乏）、再生障碍性贫血等。还可见于系统性红斑狼疮、白血病、恶性肿瘤等。

（二）中医如何治疗贫血

贫血患者常表现为面色萎黄、头晕目眩、心慌乏力、纳差失眠、爪甲苍白等，故属于中医学中"眩晕""心悸""失眠"的范围，常辨证为血虚证或气血两虚证，以补气养血为治，根据中医的理论，脾为后天之本，气血生化的本源；肾生髓，髓生血，故视疾病之情又常健脾补肾。但也需结合现代医学的诊断进行相应的治疗，如补铁或补叶酸、维生素 B_{12} 等。

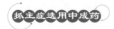

（三）治疗贫血如何抓主症选用中成药

1. 气血两虚型 以面色萎黄、倦怠乏力、眩晕心悸、爪甲苍白为主症者，可酌情选用以下中成药。

八珍丸

【成分】党参、炒白术、茯苓、熟地黄、当归、白芍、川芎、甘草。

【功效】补气益血。

【应用】

1）本品为补气养血的基础方药，凡气血两虚证皆可应用。如眩晕、心悸、月经不调等，辨证属气血两虚者。

2）药性温和，适合久服缓治。

【注意】

1）感冒者应停服。

2）以饭前空腹服用为佳。

3）如同时服铁剂，应忌浓茶、咖啡、牛奶、红酒。

十全大补丸

【成分】党参、炒白术、茯苓、炙甘草、当归、川芎、酒白芍、熟地黄、炙黄芪、肉桂。

【功效】温补气血。

【应用】

1）本品较八珍丸多黄芪、肉桂两味，补气血力更大，药性更温热，适合于气血两虚兼阳气不足者。症见面色苍白、气短心悸、头晕自汗、体倦乏力、畏寒肢冷等。

2）凡气血两虚偏寒者皆可应用。如大病久病后、妇女产后等气血亏虚者。

3）如服药期间出现食欲不振、腹胀，可配服山楂丸、保和丸、健胃消食片之类。

【注意】

1）感冒者应停服。

2）以饭前空腹服用为佳。

人参养荣丸

【成分】人参、土白术、茯苓、炙甘草、当归、熟地黄、白芍（麸炒）、炙黄芪、陈皮、制远志、肉桂、五味子（酒蒸）。

【功效】温补气血，安神。

【应用】

1）本品和十全大补丸相类似，偏于温补，又有远志、五味子两味安神定志，故更适合于气血两虚偏寒又心慌失眠者。

2）凡气血两虚偏寒者皆可应用，也常用于气血两亏的神经衰弱。

3）如服药期间出现食欲不振、腹胀，可配服山楂丸、保和丸、健胃消食片之类。

【注意】

1）感冒者停服。

2）以饭前空腹服用为佳。

3）本品含人参，服用期间不宜喝茶和吃萝卜，不宜同时服用藜芦、五灵脂、皂荚或其制剂。

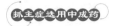

阿胶补血口服液

【成分】阿胶、熟地黄、党参、黄芪、枸杞子、白术。

【功效】补益气血，滋阴润肺。

【应用】

1）用于气血亏虚所致面色萎黄、眩晕心悸、肢体无力、心烦不眠；缺铁性贫血见上述证候者。

2）阿胶又有润肺止咳之功，也可用于肺虚肺燥咳嗽。

3）如服药期间出现食欲不振、腹胀，可配服山楂丸、保和丸、健胃消食片之类。

【注意】

1）感冒者停服。

2）纳差、腹胀、舌苔厚腻者慎用。

3）以饭前空腹服用为佳。

复方阿胶浆

【成分】阿胶、红参、熟地黄、党参、山楂。

【功效】补气养血。

【应用】

1）本品含红参性热，补益气血力强，适合气血两虚偏寒者或冬季应用。症见头晕目眩、心悸失眠、食欲不振、面白肢冷等；白细胞减少症、贫血见上述证候者。

2）也可用于放疗、化疗引起的白细胞减少。

【注意】

1）服用本品同时不宜服用藜芦、五灵脂、皂荚或其制剂；不宜喝茶和吃萝卜，以免影响药效。

2）凡脾胃虚弱、呕吐泄泻、腹胀便溏、咳嗽痰多者慎用。

3）感冒病人不宜服用。

4）本品宜饭前服用。

归脾丸

【成分】见"失眠"之"心脾两虚"。

【功效】见"失眠"之"心脾两虚"。

【应用】本品气血双补，功偏养血安神，气血两亏又神志不安者更宜。症见面色萎黄、倦怠乏力、心悸、健忘、失眠；贫血、白细胞减少见上述证候者。

【注意】见"失眠"之"心脾两虚"。

2. 气血亏虚，肝肾不足型 以体质虚弱、面黄肌瘦、腰膝酸软、头晕耳鸣、自汗盗汗、畏寒肢冷为主症者，可酌情选用以下中成药。

参桂鹿茸丸

【成分】人参、鹿茸（去毛）、山茱萸（酒炙）、生地黄、熟地黄、白芍、龟甲（炒烫醋淬）、鳖甲（沙烫醋淬）、阿胶、杜仲（炒炭）、续断、天冬、茯苓、酸枣仁（炒）、琥珀、艾叶（炒炭）、陈皮、泽泻、没药（醋炙）、乳香（醋炙）、延胡索（醋炙）、红花、西红花、怀牛膝（去头）、川牛膝（去头）、鸡冠花、赤石脂（煅）、香附（醋炙）、甘草、秦艽、黄芩、白术（麸炒）、陈皮、木香、砂仁、沉香、

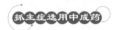

当归、川芎、肉桂。

【功效】补气益肾，养血调经。

【应用】

1）本品方大力宏，适用于气虚血亏，肝肾不足造成的体质虚弱、腰膝酸软、头晕耳鸣、自汗盗汗、畏寒肢冷等；重度贫血见上述证候者。

2）也适用于气虚血亏，肝肾不足造成的失眠多梦、肾寒精冷、宫寒带下、月经不调。

【注意】

1）外感或实热内盛者不宜服用。

2）本品含人参，不宜同时服用藜芦、五灵脂、皂荚或其制剂；不宜喝茶和吃萝卜以免影响药效。

3）小儿、孕妇及哺乳妇女忌用。

生血丸

【成分】鹿茸、黄柏、炒白术、山药、紫河车、桑枝、炒白扁豆、稻芽。

【功效】补肾健脾、填精养血。

【应用】本品补肾养血，偏于健脾止泻，适合于脾肾虚弱所致的面黄肌瘦、体倦乏力、畏寒肢冷、眩晕、食少、便溏；放、化疗后白细胞减少及再生障碍性贫血见上述证候者。

【注意】

1）感冒者慎用。

2）实热内盛者（口舌生疮、咽喉肿痛、痈疽疔疮、大便秘结等）不宜服用。

河车大造丸

【成分】紫河车、熟地黄、天冬、麦冬、杜仲（盐炒）、牛膝（盐炒）、黄柏（盐炒）、龟甲（制）。辅料为赋形剂蜂蜜。

【功效】滋阴填精，补养肺肾。

【应用】

1）主治肺肾阴虚，咳嗽少痰。

2）也适用于气血亏虚，肝肾不足所致的形体消瘦，老年腰膝酸软，步履不便，小儿发育不良，筋骨软弱等虚损病证；放、化疗后白细胞减少及再生障碍性贫血属气血亏虚，肝肾不足者。

【注意】

1）感冒者慎用。

2）体虚便溏、食欲不振者不宜。

龟鹿二仙胶

【成分】鹿角、龟甲、人参、枸杞子。

【功效】滋阴填精，益气壮阳。

【应用】主治真元（肾阴肾阳）虚损，精血不足证。症见腰膝酸软、形体消瘦、两目昏花、发脱齿摇、阳痿遗精、久不孕育。老年及大病久病后虚弱、重症贫血等属肾精不足，阴阳两虚证者。

【注意】

1）气温过高时，胶易熔化，请置于冰箱内冷藏。

2）如有感冒或腹泻等症状时，请暂停服用。

3）服用期间，少饮生冷饮食。

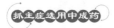

（四）医生提示

贫血首先应查明造成贫血的原因，明确诊断，除选择合适的中成药外，还应对因治疗，如缺铁性贫血，必须补铁；营养性巨幼红细胞性贫血必须补叶酸、维生素 B_{12} 等。另药补不如食补，需加强营养，注意休息，适当进行体育锻炼。病情严重者，必须入院积极治疗。

白细胞减少症

（一）什么是白细胞减少症

白细胞减少症为常见血液病。凡外周血液中白细胞数持续低于 4×10^9/L 时，统称白细胞减少症，若白细胞总数明显减少，低于 2×10^9/L，中性粒细胞绝对值低于 0.5×10^9/L，称为粒细胞缺乏症。本病分为原发性和继发性两大类。原发性者原因不明；继发性者认为其病因有急性感染，物理、化学因素，血液系统疾病，伴脾肿大的疾病，放、化疗等。一般轻度减少的患者临床上不出现特殊症状，多表现为原发病症状。中度和重度减少者易发生感染和出现疲乏、无力、头晕、食欲减退等非特异性症状。急性粒细胞减少多以突然发病，畏寒高热，咽痛为主。

（二）中医如何治疗白细胞减少

因白细胞减少症常表现为头晕、乏力、肢体酸软、食欲减退、精神萎靡、低热等，故属祖国医学"虚劳"范畴。中医认为先天禀赋不足，后天失养，素体亏虚或外感病邪，或久病误治、药物所伤等因素易致气血俱虚，阴阳失和，脏腑亏损而病。治疗白细胞减少症一般采用益气养血、补肾益精、健脾养胃诸法。

（三）治疗白细胞减少症如何抓主症选用中成药

除下列中成药外还可据主症选用其他补养气血之品，详见"贫血"。

地榆升白片

【成分】地榆。辅料为蔗糖、糊精、淀粉、薄膜包衣剂。

【功效】升高白细胞。

【应用】

1）用于白细胞减少症。

2）临床可根据中医辨证结果配用其他益气养血、补肾益精、健脾养胃的中药治疗。

【注意】

1）感冒病人不宜服用。

2）凡脾胃虚弱、呕吐泄泻、腹胀便溏、咳嗽痰多者慎用。

芪胶升白胶囊

【成分】大枣、阿胶、血人参、淫羊藿、苦参、黄芪、当归。

【功效】补血益气。

【应用】用于气血亏损所引起的头昏眼花、气短乏力、自汗盗汗，以及白细胞减少症见上述证候者。

【注意】

1）感冒病人不宜服用。

2）凡脾胃虚弱、呕吐泄泻、腹胀便溏、咳嗽痰多者慎用。

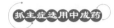

（四）医生提示

继发性白细胞减少症首先要针对病因进行治疗，配合服用中成药。同时注意补充蛋白质、维生素，多吃新鲜蔬菜和水果。精神要放松，情绪要稳定，要消除焦虑不安及恐惧心理，帮助病人树立战胜疾病的信心。对密切接触放射线或苯的人群（高危人群）应作定期检查。对服用有可能引起粒细胞减少的药物的患者，要严密随访。若原发性白细胞减少症患者无明显不适可不必服药。对白细胞数较低而有症状者可选用利血生、沙肝醇、维生素 B_4 等药物中的 1～2 种。对起病急骤的粒细胞减少症或缺乏症，应送血液科抢救。避免过度劳累，注意气候的变化，及时增减衣被，戴口罩，少去人员密集的地方，减少感染。

血小板减少

（一）什么是血小板减少

血小板减少是指血液中血小板计数 $< 100 \times 10^9/L$。血小板减少见于多种血液性疾病、风湿免疫病、放化疗损伤及药物相关性血小板减少。根据血小板减少程度可出现不同临床表现：轻者可有皮肤出血点、瘀斑、牙龈渗血、鼻衄；重者可表现为脏器出血，如呕血、黑便、血尿及脑出血等。

（二）中医如何治疗血小板减少

本病属于中医学中"出血证"的范围。中医认为，气能统摄血液于脉中，气虚则失于统摄，血溢脉外；血的特性如水，得热则行。热伤血络，热迫血行是造成出血的最常见原因。本病病机以虚为本，热伤血络，络伤血瘀是标。急性以热为主，慢性虚、热、瘀俱见。治疗以益气摄血、清热凉血、活血化瘀为主。

（三）治疗血小板减少如何抓主症识用中成药

1. 热伤血络型（急性） 以起病急，出血血色鲜红（紫癜鲜红），伴心烦口渴、尿黄便秘、舌红等为症者，可选用以下中成药。

升血小板胶囊

【成分】青黛、连翘、仙鹤草、牡丹皮、甘草。

【功效】清热解毒，凉血止血，散瘀消斑。

【应用】用于原发性血小板减少性紫癜。症见全身瘀点或瘀斑，发热烦渴，小便短赤，大便秘结，或见鼻衄，齿衄，舌红苔黄，脉滑数或弦数。

【注意】

1）骨髓巨核细胞减少型的血小板减少症及白细胞减少者慎用。

2）定期复查血象。

3）孕妇忌服。

2. 脾不统血型（慢性） 以慢性反复发作，出血血色暗淡（紫癜暗淡），面色萎黄，倦怠乏力，少气懒言，食少纳差为主症者，可酌情选用以下中成药。

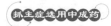

归脾丸

【成分】见"失眠"之"心脾两虚"。

【功效】见"失眠"之"心脾两虚"。

【应用】

1）本品是治疗脾不统血型出血证的常用有效方药，血小板正常，辨证属脾不统血者皆可应用，如妇女的月经量过多。

2）本品也是治疗思虑过度，心脾两虚所致心悸、健忘、失眠的常用药。

【注意】见"失眠"之"心脾两虚"。

复方皂矾丸

【成分】皂矾、西洋参、海马、肉桂、大枣（去核）、核桃仁。

【功效】温肾健髓，益气养阴，生血止血。

【应用】用于再生障碍性贫血，白细胞减少症，血小板减少症，骨髓增生异常综合征及放疗和化疗引起的骨髓损伤、白细胞减少属肾阳不足，气血两虚证者。症见面色萎黄或苍白、气短懒言、神疲乏力、食欲不振、腰膝酸软、怕冷、四肢不温、腹泻便稀，舌淡苔薄白者。

【注意】

1）胃胀满不舒、恶心呕吐、头身沉重、大便黏腻不成形、舌苔白腻者禁服。

2）忌茶水。

（四）医生提示

血小板减少的饮食，应供给高蛋白饮食，饮食中宜多选用牛奶、瘦肉、鱼类、蛋类、豆类等食品。还可以常吃猪蹄、鸡爪、花生。花生可带皮食用，花生衣能凉血止血，升血小板，善治血小板减少。中医认为血热则妄行，出血属热者，应少食过于温热的食品，如辛辣刺激食物、烧烤煎炸品、酒等。血小板减少者最易出血，食用粗、长纤维及生硬食品易导致消化道出血，如芹菜、菠菜、韭菜、笋、黄瓜、未煮烂的牛肉、羊肉等。

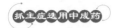

第七节 风湿内科常见病的中成药选用

风湿性关节炎、类风湿关节炎

（一）什么是风湿性关节炎、类风湿关节炎

风湿性关节炎是一种常见的急性或慢性结缔组织炎症，可反复发作并累及心脏。临床以关节和肌肉游走性酸楚、重着、疼痛为特征，多累及大关节；类风湿关节炎是由于自体免疫引发的关节炎。以慢性、对称性小关节病变（手、腕、足）为典型特征，也可累及心、肺、血管、肾脏等器官和组织以及血清类风湿因子阳性。类风湿关节炎会进行性加重，早期红、肿、热、痛，晚期关节强直、畸形，甚至功能丧失。

（二）中医如何治疗风湿性关节炎、类风湿关节炎

这两种疾病都属于中医学中"痹证"的范围。中医认为痹证是由于正气不足，风、寒、湿、热等致病因素入侵人体的肌肉、经络、关节，造成气血痹阻不通，筋脉关节失于濡养所致。治疗应以祛风散寒、除湿清热，疏经通络、化瘀止痛为基本治则。根据中医理论，肝主筋，肾主骨，久病肝肾不足者应补肝肾、养气血，扶助正气。

（三）治疗风湿性、类风湿性关节炎如何抓主症选用中成药

1. 风寒湿痹型　以肢体关节疼痛、酸重，游走不定或部位固定，关节屈伸不利，得热痛减，遇寒加重，局部皮肤不红不热为主症者，可酌情选用以下中成药。

小活络丸

【成分】胆南星、制川乌、制草乌、地龙、乳香（制）、没药（制）。

【功效】祛风散寒，化痰除湿，活血止痛。

【应用】本品祛风湿散寒止痛力强，适用于风寒湿痹体质壮实者，症见肢体关节疼痛甚、关节屈伸不利、麻木拘挛；风湿性关节炎、类风湿关节炎见上述证候者。

【注意】

1）体质虚弱者慎用。

2）孕妇禁服。

3）川乌、草乌有大毒，不可随意加大剂量，不宜久服。

万通筋骨片

【成分】制川乌、制草乌、马钱子（制）、淫羊藿、牛膝、羌活、贯众、黄柏、乌梢蛇、鹿茸、续断、乌梅、细辛、麻黄、桂枝、红花、刺五加、金银花、地龙、桑寄生、甘草、骨碎补（烫）、地枫皮、没药（制）、红参。

【功效】祛风散寒，通络止痛。

【应用】用于风寒湿痹症，肩周炎，颈椎病，腰腿痛，肌肉关节疼痛，屈伸不利，以及风湿性关节炎、类风湿关节

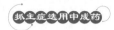
炎见以上证候者。

【注意】

1）本品不宜超量服用。定期复查肾功能。

2）孕妇禁服。

3）体质虚弱者慎用。

4）运动员慎用。

追风透骨丸

【成分】制川乌、白芷、制草乌、香附（制）、甘草、白术（炒）、没药（制），麻黄、川芎、乳香（制）、秦艽、地龙、当归、茯苓、赤小豆、羌活、天麻、赤芍、细辛、防风、天南星（制）、桂枝、甘松。

【功效】祛风除湿，通经活络，散寒止痛。

【应用】

1）用于风寒湿痹，肢节疼痛，肢体麻木；风湿、类风湿性关节炎见上症者。

2）临床也用于治疗坐骨神经痛。

【注意】

1）不宜久服。

2）孕妇忌服。

3）体质虚弱者慎用。

4）运动员慎用。

风湿马钱片

【成分】马钱子粉、炒僵蚕、乳香（炒）、没药（炒）、全蝎、牛膝、苍术、麻黄、甘草。

【功效】祛风除湿，活血祛瘀，通络止痛。

【应用】风湿闭阻、瘀血阻络所致的痹证。症见关节疼痛、刺痛或疼痛较甚；风湿性关节炎、类风湿关节炎、坐骨神经痛见上述证候者。

【注意】

1）不可随意加量服用。

2）运动员慎用。

3）孕妇禁服。

4）年老体弱者慎用。

舒筋活血片

【成分】红花、狗脊（制）、槲寄生、泽兰叶、鸡血藤、络石藤、伸筋草、香附（制）、香加皮、自然铜（煅）。

【功效】舒筋活络，活血散瘀。

【应用】

1）本品祛风湿散寒止痛力弱，长于舒筋活络，活血散瘀，适用于筋骨疼痛，肢体拘挛，腰背酸痛，也可用于跌打损伤。

2）肢体拘挛，屈伸不利者可合用此品。

【注意】孕妇忌服。

2. 风寒湿痹，肝肾不足型　以肢体关节疼痛、酸重，游走

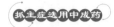

不定或部位固定，关节屈伸不利，得热痛减，遇寒加重为主症，而患病多年，体质虚弱或年老体虚，腰膝酸软，畏寒乏力者，可酌情选用以下中成药。

大活络丹

【成分】细辛、天麻、赤芍、人工麝香、蕲蛇（酒制）、丁香、全蝎，水牛角浓缩粉，血竭，熟大黄，乌梢蛇（酒制），铁丝威灵仙（酒制），天南星（制），附子（制），草乌（炙），何首乌（黑豆酒制），麻黄，熟地黄，冰片，僵蚕（麸炒），防风，人工牛黄，官桂，羌活，乳香（醋制），两头尖（醋制）等。

【功效】祛风活络，行气活血，除湿止痛，扶助正气。

【应用】

1）主治气血亏虚，肝肾不足，风湿痹痛，经久不愈，关节肿胀、麻木重着，筋脉拘挛，关节变形、屈伸不利。风湿性及类风湿性关节炎属此证者。

2）还可用治中风瘫痪、胸痹心痛、跌仆损伤，妇人停经等证。如脑血管意外、冠心病心绞痛等。

【注意】

1）孕妇忌服。

2）感冒发烧停服。

尪痹片

【成分】地黄、熟地黄、续断、附子（黑顺片）、独活、骨碎补、桂枝、淫羊藿、防风、威灵仙、皂刺、羊骨、白芍、狗脊（制）、知母、伸筋草、红花。

【功效】补肝肾，强筋骨，祛风湿，通经络。

【应用】用于肝肾不足，风湿阻络所致的尪痹，症见肌肉、关节疼痛，局部肿大、僵硬畸形，屈伸不利，腰膝酸软，畏寒乏力；类风湿关节炎见有上述证候者。

【注意】孕妇禁服。

天麻丸

【成分】天麻、羌活、独活、盐杜仲、牛膝、粉萆薢、附子（黑顺片）、当归、地黄、玄参。

【功效】祛风除湿，通络止痛，补益肝肾。

【应用】风湿瘀阻、肝肾不足所致的痹证，症见肢体拘挛、手足麻木、腰腿酸痛。

【注意】孕妇慎用。

3. 风湿热痹型　以肢体关节疼痛，局部灼热红肿，得冷则舒服，痛不可触为主症者，可酌情选用以下中成药。

雷公藤多苷片

【成分】雷公藤多苷。

【功效】祛风解毒，除湿消肿，舒筋通络。

【应用】

1）用于风湿热瘀，毒邪阻滞所致的类风湿关节炎。

2）本品有类激素样作用，也可用于肾病综合征、白塞综合征、自身免疫性肝炎等。

3）本品会造成妇女闭经，故育龄期有孕育要求者慎用，但停药可恢复使用。

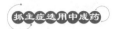

【注意】

1）本品应在医生指导下严格按照说明书规定剂量用药，不可超量使用。

2）用药期间应注意定期随诊并检查血、尿常规及心电图和肝肾功能，必要时停药并给予相应处理。

3）连续用药一般不宜超过3个月。如继续用药，应由医生根据患者病情及治疗需要决定。

4）儿童、孕妇和哺乳期妇女禁用。

5）心、肝、肾功能不全者禁用；严重贫血、白细胞和血小板降低者禁用。

6）胃、十二指肠溃疡活动期患者禁用。

7）严重心律失常者禁用。

（四）医生提示

此类疾病的发生多与气候和生活环境有关，平时应注意防风、防寒、防潮。特别是居住寒冷地区或气候骤变季节，应注意保暖，免受风寒湿邪侵袭。切勿当风贪凉，乘热浴冷。应注意生活调摄，加强体育锻炼，增强体质，有助于提高身体对病邪的抵御能力。

疾病初发，应及早积极治疗，防止疾病进一步加重。保持乐观的心情和摄入富于营养、易于消化的食物，有利于疾病的康复。本病有反复发作的特点，病情严重者，特别是类风湿关节炎患者，应该及时去就医以免病情加重，西医无有效的根治办法，故推荐中西结合治疗。

第八节 内分泌科常见病的中成药选用

糖尿病

（一）什么是糖尿病

糖尿病是一组以高血糖为特征的代谢性疾病。高血糖则是由于胰岛素分泌缺陷或其生物作用受损，或两者兼有引起。分为1型糖尿病和2型糖尿病。1型糖尿病即胰岛素依赖型糖尿病，多发生在儿童和青少年，也可发生于其他年龄，起病比较急剧，体内胰岛素绝对不足，容易发生酮症酸中毒，必须用胰岛素治疗才能获得满意疗效，否则将危及生命。2型糖尿病即胰岛素依赖型糖尿病，原名叫成人发病型糖尿病，多在35～40岁之后发病，占糖尿病患者90%以上。糖尿病长期存在的高血糖，会导致各种组织，特别是眼、肾、心脏、血管、神经的慢性损害、功能障碍。严重高血糖时出现典型的"三多一少"症状，即多饮、多尿、多食和消瘦，多见于1型糖尿病。糖尿病存在家族发病倾向，1/4～1/2患者有糖尿病家族史。

（二）中医如何治疗糖尿病

本病属于中医学中"消渴证"的范围。主要病变部位在肺、胃、肾，基本病机为阴津亏耗，燥热偏盛。消渴病日久，病情

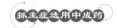

失控，则阴损及阳，热灼津亏血瘀，而致气阴两伤，阴阳俱虚，络脉瘀阻。中医治疗以清热生津，益气养阴为治疗原则。

（三）治疗糖尿病如何抓主症识用中成药

气阴两虚型　以少气乏力，口干多饮为主症的2型糖尿病可酌情选用以下中成药。

消渴丸

【成分】葛根、地黄、黄芪、天花粉、玉米须、南五味子、山药、格列本脲。

【功效】滋肾养阴，益气生津。

【应用】

1）本品用于气阴两虚所致的消渴病，症见多饮、多尿、多食、消瘦、体倦乏力、眠差、腰痛；2型糖尿病见上述证候者。

2）本品是中西复方制剂，含格列本脲，应严格按处方药使用，并注意检测血糖。本品服用量应根据病情从每次5丸起逐渐递增，每次服用量不超过10丸，每日不超过30丸；至疗效满意时，可逐渐减少每次服用量或减少服用次数至每日2次的维持剂量。每日服用2次时，应在早餐及午餐前各服用1次，晚餐前尽量不服用。请在医生指导下，进行服量控制。

【注意】

1）孕妇、哺乳期妇女不宜服用。

2）1型糖尿病患者，2型糖尿病患者伴有酮症酸中毒、昏迷、严重烧伤、感染、严重外伤和重大手术者禁用。

3）肝、肾功能不全者，对磺胺类药物过敏者，白细胞减少者禁用。

4）本品含有天花粉不宜与含有乌头类药材同用。

参精止渴丸（降糖丸）

【成分】红参、黄芪、黄精、茯苓、白术、葛根、五味子、黄连、大黄、甘草。

【功效】益气养阴，生津止渴。

【应用】用于气阴两亏、内热津伤所致的消渴，症见少气乏力、口干多饮、易饥、形体消瘦；2型糖尿病见上述证候者。

【注意】

1）本品含有甘草，不可与甘遂、海藻、大戟、芫花或舟车丸、内消瘰疬丸等含有上述药物的中成药同用。

2）孕妇忌用。

参芪降糖颗粒

【成分】人参（茎叶）皂苷、五味子、黄芪、山药、地黄、覆盆子、麦冬、茯苓、天花粉、泽泻、枸杞子。

【功效】益气养阴，健脾补肾。

【应用】用于气阴两虚所致的消渴病，症见多饮、多食、多尿、咽干口燥、少气乏力、形体消瘦、烦热、手足心热、舌红少苔或无苔者；2型糖尿病见上述证候者。

【注意】

1）本品含有人参，不可与藜芦或三七血伤宁胶囊、神州跌打丸等含有藜芦的中成药及五灵脂同用。

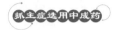

2）本品含有天花粉，不宜与含有乌头类药材同用。

3）感冒发热者停服。

4）孕妇忌用。

玉泉丸

【成分】葛根、天花粉、地黄、麦冬、五味子、甘草。

【功效】养阴生津，止渴除烦，益气中和。

【应用】

1）适用于2型糖尿病以口渴多饮为主症者。

2）也可用于肺胃阴亏、热病后期见多饮、不食、多尿、烦热、手足心热、舌红少苔或无苔者。

【注意】

1）本品含有甘草，不可与甘遂、海藻、大戟、芫花或舟车丸、内消瘰疬丸等含有上述药物的中成药同用。

2）本品含有天花粉，不宜与含有乌头类药材同用。

3）孕妇忌用。

（四）医生提示

糖尿病的发病有家庭遗传倾向，对有糖尿病家族史患者应注意早期防治。糖尿病的饮食控制非常重要，除控制总热量外，还应少吃或不吃甜食及稀粥、软面条等能使血糖快速升高的食物。进行适量体育运动如太极拳、散步等以促进血糖的代谢。长期的高血糖会对眼、肾、心脏、血管、神经等造成慢性损害而出现并发症，所以要积极控制血糖。患者可自购血糖仪，时常检测血糖。

第三章
耳鼻喉、口腔科
常见病的中成药
选用

耳鸣、耳聋

（一）什么是耳鸣、耳聋

耳鸣是指病人自觉耳内鸣响，如闻蝉声，或如潮声或如轰鸣或如蜂鸣等。耳聋是指不同程度的听觉减退，甚至消失。耳鸣可伴有耳聋，耳聋亦可由耳鸣发展而来。耳鸣、耳聋为临床常见症状，可见于各科的多种疾病过程中，也可单独成为一种耳疾病。

西医的耳科病变（如中耳炎、鼓膜穿孔、耵聍栓塞）、急性热性传染病（如猩红热、流行性感冒）、颅内病变（如脑肿瘤、听神经瘤）、药物中毒以及高血压、梅尼埃病、贫血、神经衰弱等疾病，均可出现耳鸣耳聋。

（二）中医如何治疗耳鸣、耳聋

中医学认为肾开窍于耳，胆经分支从耳后入耳中出耳前，肝胆互为表里，故耳鸣、耳聋与肾和肝胆密切相关。另外，脾主升清，脾虚清阳之气不能上升，耳窍失于濡养亦可致耳鸣、耳聋。急性发病或病程较短者，多由肝胆实火上扰耳窍所致，故治以清肝泻火；慢性患者或病程较长或年高者，则往往因肾虚或脾虚所致，治疗以补肾或补脾升清为主。

（三）治疗耳鸣、耳聋如何抓主症选用中成药

1. 肝胆火盛型　以突然耳鸣或耳聋、目赤口苦、心烦易怒、便秘尿黄为主症者，可酌情选用下列中成药。

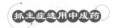

龙胆泻肝丸

【成分】见"黄疸"之"阳黄（急黄）"。

【功效】见"黄疸"之"阳黄（急黄）"。

【应用】

1）本品功擅清泻肝胆实火，为治疗肝胆火盛所致耳鸣、耳聋的常规有效方药。

2）亦用于肝胆实火、肝胆湿热所致的其他多种病证。

【注意】见"黄疸"之"阳黄（急黄）"。

通窍耳聋丸

【成分】柴胡、龙胆、芦荟、熟大黄、黄芩、青黛、天南星（矾炙）、木香、青皮（醋炙）、陈皮、当归、栀子（姜炙）。

【功效】清肝泻火，通窍润便。

【应用】

1）用于肝经热盛，症见头目眩晕、耳聋耳鸣、耳底肿痛、目赤口苦、胸膈满闷、大便燥结。

2）用治外耳道疖肿，耳道肿痛者可配合外用药涂敷患处，如鱼石脂软膏。

【注意】

1）素体脾胃虚寒，便溏者慎用。

2）孕妇禁用。

3）服药期间饮食宜清淡，忌食辛辣油腻之品，以免助热生火。

2. 肾精亏虚型　以耳鸣或耳聋日久，眩晕，腰膝酸软，颧红口干，手足心热为主症者，可酌情选用下列中成药。

耳聋左慈丸

【成分】熟地黄、山茱萸（制）、茯苓、山药、牡丹皮、泽泻、磁石（煅）、竹叶柴胡。

【功效】滋阴清热，益肾平肝。

【应用】本品为治疗肾精亏虚型耳鸣耳聋的常用方药。适用于肾精不足，虚火上升，头眩目晕，颧红口干，耳聋耳鸣。

【注意】肝胆火盛者不宜。

3. 清气不升型　以耳鸣、耳聋日久，时轻时重，烦劳则加，休息则减，头昏蒙不清，乏力纳差为主症者，可酌情选用下列中成药。

补中益气丸

【成分】见"腹泻"之"脾虚泻"。

【功效】见"腹泻"之"脾虚泻"。

【应用】本品补气升阳，是治疗中气下陷所致脏器下垂类病证及脾胃气虚证的常用方药，也适用于清气不升所致之耳鸣耳聋。

【注意】见于"腹泻"之"脾虚泻"。

（四）医生提示

戒除掏耳朵的习惯。掏耳可引起耳道和鼓膜损伤，有时还

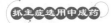

会并发感染，使听力下降。洗头、洗澡时防止水流入耳内。有耳道疾病者，不宜游泳。擤鼻涕时要掌握正确的擤鼻方法，应左右鼻腔一个一个地擤，切勿将左右鼻孔同时捏闭擤鼻，擤鼻不当可将鼻腔分泌物驱入中耳腔，引起中耳炎。其次，避免在噪声环境下长时间逗留或过多地接触噪声，避免或谨慎地使用耳毒性药物。发生耳鸣、耳聋后，应尽早积极治疗，病程越长，治疗越困难。

咽痛、喑哑

（一）什么是咽痛、喑哑

咽痛是一种常见的症状，可见于多种疾病，感冒、扁桃体炎、鼻窦炎、百日咳、急慢性咽炎等均可见咽喉疼痛。喑哑是指声音嘶哑甚至失音，是喉部（特别是声带）病变的主要症状，常因上呼吸道感染、过度用嗓、暴怒所引起，也可因声带结节、声带息肉、喉部手术（如甲状腺手术）造成，还可见于肺癌等。

（二）中医如何治疗咽痛、喑哑

中医学认为咽喉为肺、胃之通道，又肾经上通于咽，故咽痛、喑哑往往因肺胃之火上攻或风热上攻以及肺肾阴虚所致。治疗从虚实两端入手，或清泻肺胃热毒，或滋阴清热利咽。

（三）治疗咽痛、喑哑如何抓主症选用中成药

1. 实证（热毒上攻） 以咽喉红肿疼痛、喑哑失音、舌红苔黄、便秘等为主症者。一般急性起病，发病迅速，咽痛明显，可酌情选用以下中成药。

羚翘解毒丸

【成分】见"感冒"之"风热感冒"。

【功效】见"感冒"之"风热感冒"。

【应用】本品既疏散风热解表，又清热解毒利咽，适用于风热感冒引起的发热、身痛、四肢酸懒、咽喉肿痛。也可用维 C 银翘片、银翘解毒丸、双黄连口服液等。

【注意】见"感冒"之"风热感冒"。

牛黄解毒片（丸）

【成分】见"便秘"之"热结便秘"。

【功效】见"便秘"之"热结便秘"。

【应用】本品功专清热解毒，力强。适用于火热内盛，症见咽喉肿痛、牙龈肿痛、口舌生疮、目赤肿痛及外科痈疽疔疮等热毒病证者。

【注意】见"便秘"之"热结便秘"。

清咽滴丸

【成分】薄荷脑、青黛、冰片、诃子、甘草、人工牛黄。辅料为聚乙醇 6000。

【功效】疏风清热，解毒利咽。

【应用】

1）用于风热上攻，症见咽痛、咽干、喑哑，或微恶风、发热、咽部红肿；急性咽炎见上述证候者。

2）本品疏散风热解表力弱，可与维 C 银翘片之类合用。

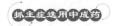

【注意】

1）忌辛辣、鱼腥食物。

2）孕妇慎用。

3）不宜在服药期间同时服用温补性中成药。

六神丸

【成分】珍珠粉、牛黄、麝香、雄黄、蟾酥、冰片，以百草霜为衣。

【功效】清凉解毒，消炎止痛。

【应用】

1）本品解毒力强，用于咽喉肿痛宜含服。

2）用治小儿热疖、痈疡疔疮、乳痈、无名肿毒可内服、外用。外用以水或米醋调敷；内服用量严格按说明书要求。

【注意】

1）忌辛辣、鱼腥食物。

2）本品含有麝香，运动员慎用。孕妇忌用。

3）不宜在服药期间同时服用温补性中成药。

4）过敏体质者慎用。

板蓝根颗粒

【成分】见"感冒"之"风热感冒"。

【功效】见"感冒"之"风热感冒"。

【应用】适用于流行性感冒、急性咽炎、急性扁桃体炎见咽痛、咽红、扁桃体红肿疼痛、发热、舌红苔黄等症状明显的患者。

【注意】见"感冒"之"风热感冒"。

黄氏响声丸

【成分】薄荷、浙贝母、连翘、蝉蜕、胖大海、酒大黄、川芎、儿茶、桔梗、诃子肉、甘草、薄荷脑。

【功效】疏风清热，化痰散结，利咽开音。

【应用】风热外束、痰热内盛所致的急、慢性喉炎，症见声音嘶哑、咽喉肿痛、咽干灼热、咽中有痰或寒热头痛、便秘尿赤；急、慢性喉炎及声带小结、声带息肉初起见上述证候者。

【注意】

1）禁食辛辣物。

2）孕妇禁用。

3）不宜在服药期间同时服用温补性中成药。

4）胃寒便溏者慎用。

5）用于声带小结、息肉之初起，凡声带小结、息肉较重者应当在医生指导下使用。

清喉利咽颗粒（慢严舒柠）

【成分】黄芩、西青果、桔梗、竹茹、胖大海、橘红、枳壳、桑叶、醋香附、紫苏子、紫苏梗、沉香、薄荷脑。

【功效】清热利咽，宽胸润喉。

【应用】用于外感风热所致的咽喉发干、声音嘶哑；急慢性咽炎、扁桃体炎见上述证候者，常用有保护声带作用。

【注意】

1）忌辛辣、鱼腥食物。

2）不宜在服药期间同时服用滋补性中药。

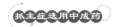

3）扁桃体有化脓或发热体温超过 38.5℃ 的患者应去医院就诊。

4）声音嘶哑较重者，应及时去医院就诊。

2. 虚证（阴虚内热） 一般慢性起病，病程长，长期反复发作。以咽干、咽燥、咽痒、干咳、喑哑等为主症者，可酌情选用以下中成药。

养阴清肺丸（颗粒）

【成分】地黄、麦冬、玄参、川贝母、白芍、牡丹皮、薄荷、甘草。

【功效】养阴润燥，清肺利咽。

【应用】用于阴虚肺燥，症见咽喉干痛、干咳少痰或痰中带血。治疗白喉、急性扁桃体炎、急慢性咽炎、肺燥咳嗽见上述症状者。

【注意】

1）忌烟、酒及辛辣。

2）便溏者慎用。

玄麦甘桔颗粒

【成分】玄参、麦冬、甘草、桔梗。

【功效】清热滋阴，祛痰利咽。

【应用】用于阴虚火旺，虚火上浮，口鼻干燥，咽喉干痛；慢性咽炎见上述证候者。

【注意】

1）忌烟酒、辛辣、鱼腥食物。

2）便溏者慎用。

咽炎片

【成分】 玄参、百部（制）、天冬、牡丹皮、麦冬、款冬花（制）、木蝴蝶、地黄、板蓝根、青果、蝉蜕、薄荷油。辅料为蔗糖、明胶、滑石粉、硬脂酸镁、食用色素。

【功效】 养阴润肺，清热解毒，清利咽喉，镇咳止痒。

【应用】 用于慢性咽炎引起的咽干，咽痒，刺激性咳嗽。

【注意】

1）忌烟酒、辛辣、鱼腥食物。

2）便溏者慎用。

（四）医生提示

急性咽炎患者要休息，多喝水，吃稀软食物，禁烟酒，不吃辛辣和过于油腻食物，保持大便通畅，这对急性咽炎的早日痊愈十分重要。平时可早晚用淡盐水漱口，漱口后不妨再喝一杯淡盐水，为咽部杀菌、清洁和湿润，改善咽部的环境，预防细菌感染。注意调畅情绪和用嗓卫生。慢性咽炎病情常迁延难愈，严重的咽痛、喑哑一定要去耳鼻喉科就诊，以免延误病情。

鼻炎、鼻窦炎

（一）什么是鼻炎、鼻窦炎

鼻炎即鼻腔炎性疾病，是病毒、细菌、变应原、各种理化

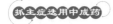

因子以及某些全身性疾病引起的鼻腔黏膜的炎症。鼻炎的主要病理改变是鼻腔黏膜充血、肿胀、渗出、增生、萎缩或坏死等。表现为间歇性鼻塞，黏液性或脓性鼻涕，说话呈闭塞性鼻音，间或有嗅觉减退等。鼻窦炎是指一个或多个鼻窦发生炎症，其累及的鼻窦包括上颌窦、筛窦、额窦和蝶窦，这是一种在人群中发病率较高的疾病，对患者生活质量影响十分严重。鼻窦炎可分为急性、慢性鼻窦炎2种。急性鼻窦炎多由上呼吸道感染引起，细菌与病毒感染可同时并发。慢性鼻窦炎较急性者多见，常为多个鼻窦同时受累。表现为患侧持续性鼻塞，有大量黏稠脓涕，甚或夹有血丝，鼻痛、头痛，嗅觉下降。

（二）中医如何治疗鼻炎、鼻窦炎

本病属于中医学中"鼻窒""鼻渊"的范围。急性期多由风邪袭表，肺卫不固，肺经蕴热所致，慢性患者则多表现为脾肺虚弱，久则痰浊内生，气滞血瘀。临床治疗时，急性期多以祛风清热，宣肺通窍为主；慢性期往往虚实夹杂，以补脾益肺，宣肺化浊兼活血化瘀为治疗原则。

（三）治疗鼻炎、鼻窦炎如何抓主症识用中成药

1. 急、慢性鼻炎（肺经郁热） 以鼻塞，时轻时重，鼻痒气热，流涕黄稠，或持续鼻塞、嗅觉迟钝为主症者，可酌情选用以下中成药。

鼻炎康片

【成分】广藿香、鹅不食草、野菊花、黄芩、薄荷油、苍耳子、麻黄、当归、猪胆粉、马来酸氯苯那敏。

【功效】清热解毒，宣肺通窍，消肿止痛。

【应用】用于风邪蕴肺所致的急、慢性鼻炎及过敏性鼻炎。

【注意】

1）忌辛辣、鱼腥食物。

2）孕妇慎用。

3）凡过敏鼻炎属虚寒证者慎用。

4）个别患者服药后偶有胃部不适，停药后可消失；建议饭后服用。

5）急性鼻炎服药三天后症状无改善，或出现其他症状，应去医院就诊。

6）用药期间不宜驾驶车辆、管理机器及高空作业等。

苍耳子鼻炎胶囊

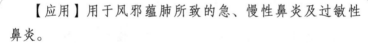

【成分】苍耳子浸膏粉、石膏浸膏粉、白芷浸膏粉、冰片、辛夷花挥发油、薄荷脑、辛夷花浸膏粉、黄芩浸膏粉。

【功效】疏风，清肺热，通鼻窍，止头痛。

【应用】用于风热型鼻疾，包括急、慢性鼻炎，鼻窦炎，过敏性鼻炎。

【注意】

1）忌辛辣、鱼腥食物。

2）孕妇慎用。

3）凡过敏鼻炎属虚寒证者慎用。

4）个别患者服药后偶有胃部不适，停药后可消失；建议饭后服用。

5）急性鼻炎患者服药三天后症状无改善，或出现其他症状时，应去医院就诊。

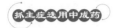

千柏鼻炎片

【成分】千里光、卷柏、决明子、麻黄、羌活、白芷、川芎。

【功效】清热解毒，活血祛风，宣肺通窍。

【应用】风热犯肺、内郁化火、凝滞气血所致的鼻塞、鼻痒气热，流涕黄稠，或持续鼻塞、嗅觉迟钝；急慢性鼻炎、急慢性鼻窦炎见上述证候者。

【注意】

1）忌辛辣、鱼腥食物。

2）孕妇慎用。

3）凡过敏鼻炎属虚寒证者慎用。

4）急性鼻炎患者服药三天后症状无改善，或出现其他症状时，应去医院就诊。

香菊片（胶囊）

【成分】化香树果序、夏枯草、野菊花、生黄芪、辛夷、防风、白芷、甘草、川芎。辅料为蔗糖、淀粉、滑石粉、硬脂酸镁。

【功效】辛散祛风，清热通窍。

【应用】用于治疗急、慢性鼻窦炎，鼻炎属肺经郁热者。

【注意】

1）忌辛辣、鱼腥食物。

2）孕妇慎用。

3）急性鼻炎患者服药三天后症状无改善，或出现其他症状时，应去医院就诊。

2. 鼻窦炎（鼻渊） 以鼻塞、流大量白黏涕或黄浊涕、鼻痛、伴头昏头痛为主症者，可酌情选用以下中成药。

鼻渊片

【成分】苍耳子、辛夷、金银花、茜草、野菊花。

【功效】清热毒，通鼻窍。

【应用】用于慢性鼻炎及鼻窦炎。

【注意】

1）忌辛辣、鱼腥食物。

2）凡外感风寒之鼻塞、流清涕者，应在医师指导下使用。

鼻渊通窍颗粒

【成分】辛夷、炒苍耳子、麻黄、白芷、薄荷、藁本、黄芩、连翘、野菊花、天花粉、地黄、丹参、茯苓、甘草。

【功效】疏风清热，宣肺通窍。

【应用】用于急鼻渊（急性鼻窦炎）属外邪犯肺证，症见前额或颧骨部压痛，鼻塞时作，流涕黏白或黏黄，或头痛，或发热，苔薄黄或白，脉浮。

【注意】

1）忌辛辣、鱼腥食物。

2）脾虚腹胀者慎用。

3）运动员慎用；本品含蔗糖，糖尿病患者慎用。

藿胆丸

【成分】广藿香叶提取物、猪胆粉。

【功效】芳香化浊，清热通窍。

【应用】用于湿浊内蕴、胆经郁火所致的鼻塞、流清涕

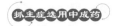

或浊涕、前额头痛；鼻窦炎见上述证候者。

【注意】

1）忌烟酒、辛辣、鱼腥食物。

2）不宜在服药期间同时服用滋补性中药。

3. 过敏性鼻炎 以反复发作的阵发性喷嚏、清水样鼻涕、鼻塞和鼻痒为主症者，部分伴有嗅觉减退，可酌情选用以下中成药。

辛芩颗粒

【成分】细辛、黄芩、苍耳子、白芷、荆芥、防风、石菖蒲、白术、桂枝、黄芪。

【功效】益气固表，祛风通窍。

【应用】用于肺气不足、风邪外袭所致的鼻痒、喷嚏、流清涕，易感冒；过敏性鼻炎见上述证候者。

【注意】

1）忌烟酒、辛辣、鱼腥食物。

2）不宜在服药期间同时服用滋补性中药。

（四）医生提示

1）平时应注意鼻腔卫生和个人卫生。

2）注意擤涕方法，鼻塞多涕者，宜按住一侧鼻孔，稍稍用力外擤。

3）急性发作时，多加休息。保持室内空气流通。但要避免直接吹风及阳光直射。

4）加强体育锻炼，增强机体免疫力，是预防鼻炎鼻窦炎很关键的方法。

5）鼻炎出现鼻腔分泌物增多、鼻塞等情况，堵塞鼻窦开口，可引起鼻窦炎；牙龈炎、牙周炎时，感染会直接蔓延至离口腔最近的上颌窦，引起上颌窦炎。

6）过敏性鼻炎如明确过敏原，应尽量避免接触。

口腔溃疡、牙龈肿痛

（一）什么是口腔溃疡、牙龈肿痛

口腔溃疡是一种常见的发生于口腔黏膜的溃疡性损伤病症，多见于唇内侧、舌头、颊黏膜、上腭等部位。表现为单个或者多个大小不一的圆形或椭圆形溃疡，表面覆盖灰白或黄色假膜，中央凹陷，边界清楚，周围黏膜红而微肿，灼痛，可伴有周围淋巴结肿大。具有周期性、复发性、自限性的特征，年龄不拘，发病年龄在 10 ～ 20 岁之间，女性较多。一年四季均能发生，能在 10 天左右自愈。口腔溃疡的发生和免疫、精神、感染、遗传、B 族维生素缺乏、局部创伤等多种因素相关。

牙龈肿痛主要是牙龈有炎症而表现出的一种症状，表现为牙龈肿胀肥大疼痛，呈深红色或暗红色。如牙龈炎、牙周炎、牙龈脓肿、智齿冠周炎等。本病和口腔卫生不良、气候环境改变、精神紧张、进食补品或者辛辣刺激的食物等因素相关。

（二）中医如何治疗口腔溃疡、牙龈肿痛

口腔溃疡、牙龈肿痛属于中医学中"口疮""牙痛"的范围。中医认为舌为心之苗，心开窍于舌，故口疮（发于舌者）多属心火上炎所致，口为脾胃之上窍，也与脾胃积热相关，常

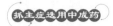

治以清心泻火或泻脾胃积热；牙龈肿痛多为外感火热或胃火上攻，常治以清胃泻火、清热解毒。口疮、牙痛也有因肾阴虚，阴虚火旺所造成者，当治以滋阴泻火。

（三）治疗口腔溃疡、牙龈肿痛如何抓主症选用中成药

1. 口腔溃疡

（1）心火上炎型：以口疮疮面黄白，周围黏膜鲜红微肿，灼热疼痛，心烦口渴，舌红尿黄等为主症者，可酌情选用以下中成药。

导赤丸

【成分】见"泌尿系感染、前列腺炎"。

【功效】见"泌尿系感染、前列腺炎"。

【应用】本品清心泻火，利尿痛淋，是治疗心火上炎所致的口舌生疮的常用方药，也可用于小便赤涩疼痛的热淋证。

【注意】见"泌尿系感染、前列腺炎"。

冰硼散

【成分】冰片、硼砂（煅）、朱砂、玄明粉。

【功效】清热解毒，消肿止痛。

【应用】本品为外用药，可直接喷敷于患处，有良好的清热解毒、消肿止痛之功。咽喉疼痛、牙龈肿痛、口舌生疮属实热热毒证者皆可应用。

【注意】

1）本品含有辛香走窜、苦寒清热之品，有碍胎气，孕妇慎用。

2）忌辛辣、烟酒。

3）方中含有玄明粉，药物泌入乳汁中，易引起婴儿腹泻，故哺乳期妇女不宜使用。

4）本品含朱砂，有小毒，不宜长期大剂量使用，以免引起蓄积中毒。

（2）**阴虚火旺型：**以口疮疮面灰白，周围黏膜淡红或不红，微痛，舌红口干，此愈彼起，反复发作为主症者，可酌情选用以下中成药。

知柏地黄丸

【成分】知母、黄柏、熟地黄、山茱萸（制）、牡丹皮、山药、茯苓、泽泻。

【功效】滋阴降火。

【应用】

1）本品是滋阴降火的常用方药，适用于虚火上炎所致口疮、牙痛。适合久服缓治。

2）本品也适用于阴虚火旺所致其他多种病症，如潮热盗汗、耳鸣遗精等证属肾阴虚、阴虚火旺者。

【注意】

1）孕妇慎服。

2）虚寒性病证患者不适用，其表现为怕冷，手足凉，喜热饮。

3）不宜和感冒类药同时服用。

4）该药品宜空腹或饭前用开水或淡盐水送服。

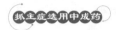

2. 牙龈肿痛

（1）胃火上攻型： 以牙痛较剧，牙龈红肿甚或出脓渗血，口臭便秘，舌红苔黄为主症者，可酌情选用以下中成药。

牛黄清胃丸

【成分】人工牛黄、大黄、菊花、麦冬、薄荷、石膏、栀子、玄参、番泻叶、黄芩、甘草、桔梗、黄柏、连翘、牵牛子（炒）、枳实（沙烫）、冰片。

【功效】清胃泻火，润燥通便。

【应用】

1）本品为治疗心胃火盛，热毒蕴结所致牙龈肿痛、口疮的常用中成药。

2）病属虚火上炎者不宜服用。

【注意】本品含有辛香走窜、苦寒清热之品，有碍胎气，孕妇慎用。

牛黄解毒片

【成分】见"便秘"之"热结便秘"。

【功效】见"便秘"之"热结便秘"。

【应用】适用于火热内盛，咽喉肿痛，牙龈肿痛，口舌生疮，目赤肿痛。

【注意】见"便秘"之"热结便秘"。

（2）风热上攻型： 以阵发性牙痛，牙龈红肿，遇风遇热痛增，或伴恶寒发热，舌红口干为主症者，可酌情选用以下中成药。

黄连上清丸

【成分】黄连、栀子（姜制）、连翘、蔓荆子（炒）、防风、荆芥穗、白芷、黄芩、菊花、薄荷、酒大黄、黄柏（酒炒）、桔梗、川芎、石膏、旋覆花、甘草。

【功效】清热通便，散风止痛。

【应用】

1）本品既能清热泻火，又能疏散上焦风热，适合于风热上攻所致牙龈肿痛。

2）也适用于上焦（上部）内热炽盛，症见头晕脑胀、口舌生疮、咽喉红肿、耳痛耳鸣、暴发火眼、大便干燥、小便黄赤。

【注意】

1）禁食辛辣物。

2）孕妇忌服。

3）不宜在服药期间同时服用温补性中成药。

4）脾胃虚寒者慎用。

防风通圣丸

【成分】见"便秘"之"热结便秘"。

【功效】见"便秘"之"热结便秘"。

【应用】本品解表、清里、攻下，凡风热上攻，实热内盛之证皆可应用。

【注意】见"便秘"之"热结便秘"。

（3）**虚火上炎型**：以牙痛隐隐，牙龈微红、微肿，反复发作，牙齿松动，咬物无力，或伴腰膝酸软，舌红口干等为主症

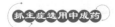

者，可酌情选用以下中成药。

知柏地黄丸

【成分】见"口腔溃疡"之"阴虚火旺型"。

【功效】见"口腔溃疡"之"阴虚火旺型"。

【应用】

1）适用于虚火上炎所致牙痛。

2）本品为滋阴降火的常用方药，凡肾阴虚，阴虚火旺之病证皆可应用。

【注意】见"口腔溃疡"之"阴虚火旺型"。

（四）医生提示

口腔溃疡及牙龈肿痛在很大程度上与个人体质有关，应尽量避免诱发因素，可降低发生率。

1）注意口腔卫生，养成"早晚刷牙，饭后漱口"的良好习惯。勿吃过硬食物，少吃过酸、过冷、过热等刺激性的食物，避免损伤口腔黏膜，避免辛辣性食物和局部刺激。

2）保持心情舒畅，乐观开朗。

3）保证充足的睡眠时间，避免过度疲劳。

4）注意生活规律性和营养均衡性，养成一定排便习惯，防止便秘。

5）宜多吃能清凉泻火的食物，少食辛辣刺激、煎炸炙烤等易上火食物。

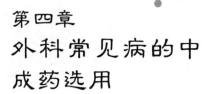

第四章
外科常见病的中
成药选用

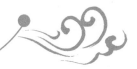

痈、疖

（一）什么是痈、疖

痈是由金黄色葡萄球菌感染引起的多个临近毛囊的深部感染。常发生于抵抗力低下者，如糖尿病、肥胖、不良卫生习惯以及免疫缺陷状态等。好发于颈部、背部、肩部，临床表现为局部红肿坚硬或化脓，灼热疼痛，可伴有发热、畏寒、头痛、食欲不振等全身症状，严重者可继发脓毒血症、败血症。疖是人体皮肤单个毛囊或皮脂腺因细菌感染引起的急性化脓性感染，感染后形成较大块的红色肿物，局部红、肿、热、痛明显。

（二）中医如何治疗痈、疖

本病属于中医学中"痈""有头疽""疖"的范围。中医学认为这类疾病大多是感受风温热毒，邪毒聚于皮肤肌肉之间，后期化腐成脓。故临床表现多以实热证为主，初期治疗则以清热解毒为主要原则。

（三）治疗痈、疖如何抓主症选用中成药

实热证（阳证） 以局部红、肿、热、痛明显为主症，未化脓者，可酌情选用以下中成药。

连翘败毒丸

【成分】连翘、金银花、苦地丁、天花粉、黄芩、黄连、大黄、苦参、荆芥穗、防风、白芷、羌活、麻黄、薄荷、柴胡、当归、赤芍、甘草。

【功效】清热解毒，散风消肿。

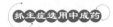

【应用】用于脏腑积热、风热湿毒引起的疮疡初起，红肿疼痛，憎寒发热，风湿疙瘩，遍身刺痒，大便秘结。

【注意】

1）忌烟、酒及辛辣食物。

2）不宜在服药期间同时服用滋补性中药。

3）孕妇禁用。

4）脾胃虚寒者慎用。

牛黄解毒片（丸）

【成分】见"便秘"之"热结便秘"。

【功效】见"便秘"之"热结便秘"。

【应用】适用于疮疡局部肿痛明显，伴憎寒发热，咽痛便秘者。

【注意】见"便秘"之"热结便秘"。

防风通圣丸

【成分】见"便秘"之"热结便秘"。

【功效】见"便秘"之"热结便秘"。

【应用】适用于疮疡局部肿痛明显，伴恶寒发热，尿赤便秘者。

【注意】见"便秘"之"热结便秘"。

鱼石脂软膏

【成分】鱼石脂。

【功效】消炎、防腐及消肿。

【应用】外用药。用于疖肿。直接涂于患处。

【注意】

1）不得用于皮肤破溃处。

2）避免接触眼睛和其他黏膜（如口、鼻等）。

3）连续使用时间一般不超过 7 日，如症状不能缓解，请咨询医师。

4）用药部位如有烧灼感、红肿等情况应停药，并将局部药物洗净，必要时向医师咨询。

外用紫金锭

【成分】山慈菇、朱砂（水飞）、五倍子、雄黄（水飞）、红大戟（醋制）、穿心莲、千金子、三七、冰片、丁香罗勒油等。

【功效】辟瘟解毒，消肿止痛。

【应用】本品外用解毒消肿。用于外治疗疮疖肿，痄腮，丹毒等，直接用醋调涂患处。

【注意】

1）不得用于皮肤破溃处。

2）避免接触眼睛和其他黏膜（如口、鼻等）。

3）用药部位如有烧灼感、红肿等情况应停药，并将局部药物洗净，必要时向医师咨询。

（四）医生提示

痈、疖患者，特别是痈患者，多有轻重不等的全身症状，急性期应卧床休息，忌剧烈运动，以免加重。要注意调节情绪，避风寒，这才有利于疖痈的恢复与康复。饮食宜清淡，多吃蔬

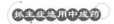

菜及清凉食品，如绿豆、马齿苋、藕、梨、西瓜等，以利于清热解毒，促进康复。忌食油腻及辛辣之物，如辣椒、咖啡、大蒜、韭菜、葱姜等，以免"火上浇油"，加重病情。海鲜等发物不利于炎症消退，烟酒可使血管痉挛，影响血液循环，助湿生热，加重病情，故应忌海鲜及烟酒。肥胖之人及糖尿病患者体内多湿热，故多发疖痈，甜食可加重其原发病而易诱发疖痈，故应忌甜食。

跌打损伤

（一）什么是跌打损伤

跌打损伤包括刀枪、跌仆、殴打、闪挫、刺伤、擦伤、运动损伤等，伤处多有疼痛、肿胀、出血或骨折、脱臼等，也包括一些内脏损伤。一般泛指人因跌、打、碰、磕等原因所致的软组织损伤，以瘀紫、肿胀、疼痛为主要表现。

（二）中医如何治疗跌打损伤

中医治疗跌打损伤有着几千年的历史，古称"跌打损伤"为诸伤之总论，多因外力作用，或自身姿势不正确的情况下用力过猛而造成。中医把凡因外力作用于人体而引起的筋骨伤损、瘀血肿痛、气血不和、经络不通以致脏器受损等，统称为跌打损伤。治疗上往往选用以活血化瘀、消肿止痛、接骨续筋为主的药物，以内服或外敷、外洗等形式治疗。

（三）治疗跌打损伤如何抓主症识用中成药

1. 瘀血肿痛　以局部青紫、肿胀、疼痛为主症者，可酌情选用以下中成药。

中华跌打丸

【成分】牛白藤、假蒟、地耳草、牛尾菜、鹅不食草、牛膝、乌药、红杜仲、鬼画符、山桔叶、羊耳菊、刘寄奴、过岗龙、山香、穿破石、毛两面针、鸡血藤、丢了棒、岗梅、木鳖子、丁茄根、大半边莲、独活、苍术、急性子、建栀、制川乌、丁香、香附、黑老虎根、桂枝、樟脑。

【功效】消肿止痛，舒筋活络，止血生肌，活血祛瘀。

【应用】本品是治疗跌打损伤的传统中药。用于挫伤筋骨，新旧瘀患，创伤出血，风湿瘀痛。

【注意】

1）孕妇忌服。

2）皮肤破伤出血者不可外敷。

五虎散

【成分】当归、红花、防风、制天南星、白芷。

【功效】活血散瘀，消肿止痛。

【应用】用于跌打损伤，瘀血肿痛。

【注意】

1）孕妇慎用。

2）本品含天南星，不宜过量久服。

云南白药（膏、喷剂）

【成分】国家保密方，本品含草乌（制），其余成分略。

【功效】化瘀止血，活血止痛，解毒消肿。

【应用】

1）本品是中华传统名药，既活血又止血，可用于跌打

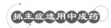

损伤，瘀血肿痛及疮疡肿毒疼痛，也可用于吐血、咳血、便血、痔血、崩漏下血、手术出血、支气管扩张及肺结核咳血，溃疡病出血等多种出血。

2）刀、枪、跌打诸伤，无论轻重，出血者开水送服；瘀血肿痛及未出血者，用温黄酒送服并可配合膏剂或喷剂外用。每次用量 0.25～0.5 克，每日 4 次。跌打损伤重者，应先取保险子一粒酒送服，再服药粉。轻伤及其他病症患者可不必服用保险子。

3）治疗红肿毒疮初起，除内服散剂 0.25 克或胶囊 1 粒外，尚可另取药粉适量调匀外敷。已化脓者，则不宜外敷。

4）妇科一切血症，如痛经、闭经、月经不调、经血过多、崩漏、血带、产后瘀血等，每次 0.25～0.5 克，温黄酒送服，每日 4 次。经血过多和崩漏者宜温开水送服。

5）除了用于治疗刀、枪、创伤出血及跌打损伤、血肿疼痛等伤科疾患外，还可用于治疗如下疾病：①慢性胃炎和消化性溃疡出血，每次 0.25 克，每日 4 次，温开水送服。②复发性口腔溃疡，用白药粉吹敷溃疡面，每日 2～3次，3 天溃疡面可愈合。③秋季腹泻，用白药 1 克，加60%～70% 酒精调成糊状，敷于脐窝，并用伤湿膏固定，每隔 6～8 小时将脐部药物加酒精湿润，每 1～2 天换药 1次，连用 3～4 次。④治疗带状疱疹和肋软骨炎，用 75%酒精或白酒调成糊状外敷患处，每日 3～5 次。⑤治疗冻疮，将白药粉撒在冻疮溃疡处，再用消毒纱布包扎，未溃疡者用白酒调敷并注意保温，用药 2～3 次可愈。

【注意】

1）不可过量或长期服用云南白药。一次量不得超过 0.5 克，每日大剂量不应超过 4 克。大剂量服用会出现恶心呕吐、面色苍白、四肢厥冷等反应，严重者可致急性肾功能衰竭。对本品有中毒史、过敏史或伴严重心律失常者忌服。

2）服药期间，忌食蚕豆、鱼类和酸、冷等食物。

3）孕妇忌服。

4）服用本品后若出现上腹不适、烧心、恶心等现象，应立即减量或停药。

活血止痛胶囊

【成分】当归、三七、醋乳香、冰片、土鳖虫、煅自然铜。

【功效】活血散瘀，消肿止痛。

【应用】用于跌打损伤，瘀血肿痛。

【注意】

1）孕妇及六岁以下儿童禁用。

2）肝肾功能异常者禁用。

七厘散

【成分】血竭、乳香、没药、红花、儿茶、冰片、人工麝香、朱砂。

【功效】化瘀消肿，止痛止血。

【应用】本品为伤科名药，化瘀又止血，内服外敷通用。用于跌仆损伤，血瘀疼痛。可以黄酒或温开水送服并以

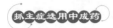

酒调敷伤处；用于外伤出血，可直接将药粉撒于伤口。

【注意】

1）孕妇忌用。

2）本品含朱砂，不宜长期、过量服用，肝肾功能不全者慎用。

3）本品药力峻猛，内服药量不宜过大。

4）本品含乳香、没药，饭后服用可减轻胃肠反应。

2. 筋断骨折　筋伤或骨折者，可酌情选用以下中成药。

接骨七厘片

【成分】乳香（炒）、没药（炒）、当归、土鳖虫、骨碎补（烫）、硼砂、龙血竭、自然铜（煅）、大黄（酒炒）。

【功效】活血化瘀，接骨止痛。

【应用】用于跌打损伤，筋断骨折，瘀血肿痛。骨折者需复位固定后配合使用。

【注意】

1）黄酒送服更佳。

2）孕妇忌服。

伤科接骨片

【成分】红花、土鳖虫、朱砂、马钱子粉、炙没药、三七、海星、炙鸡骨、冰片、煅自然铜、炙乳香、甜瓜子。

【功效】活血化瘀，消肿止痛，舒筋壮骨。

【应用】用于跌打损伤，闪腰岔气，伤筋动骨，瘀血肿痛，损伤红肿等症。对骨折患者需经复位后配合使用。

【注意】

1）本品不可随意增加服量，增加时，需遵医嘱。

2）孕妇忌服。

3）十岁以下儿童禁服。

4）运动员慎用。

接骨丸

【成分】甜瓜子、土鳖虫、自然铜（煅醋淬）、地龙、郁金、马钱子粉，桂枝、续断。

【功效】活血散瘀，消肿止痛，接骨续筋。

【应用】用于跌打损伤，青紫肿痛，闪腰岔气，筋断骨折，瘀血作痛。

【注意】

1）本品中马钱子有大毒，应按量服用，不能多服久服。过量使用可引起肢体颤抖、惊厥、呼吸困难、甚至昏迷等中毒现象。

2）骨折、脱白应先行复位后，再用药物治疗。

（四）医生提示

1）做运动前一定要做热身，这样可以把损伤概率降到最低。

2）遵循10%增加的原则，即一周内不要增加频率、强度、持续时间超过10%，应循序渐进。

3）意外损伤者，应首先止血固定，如不能确定有无骨折，不可随意搬动，以免加重损伤。

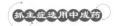

4）跌打损伤后，24 小时内属出血期，应冷敷，24 小时后可热敷，有助于加快瘀血消散。

5）骨折者可适当补钙，多喝骨头汤以加强营养，促进骨折的愈合。

烧烫伤

（一）什么是烧烫伤

烧烫伤是指因沸水、滚粥、热油、热蒸气的烧烫而造成的意外伤害。烧烫伤的严重程度主要根据烧烫伤的部位、面积大小和烧烫伤的深浅度来判断。烧烫伤在头面部，或虽不在头面部，但烧烫伤面积大、深度深的，都属于严重者。烧烫伤按深度，一般分为三度。

（1）Ⅰ度烧烫伤：只伤及表皮层，受伤的皮肤发红、肿胀，觉得火辣辣地痛，但无水疱出现。

（2）Ⅱ度烧烫伤：伤及真皮层，局部红肿、发热，疼痛难忍，有明显水疱。

（3）Ⅲ度烧烫伤：全层皮肤包括皮肤下面的脂肪、骨和肌肉都受到伤害，皮肤焦黑、坏死，这时反而疼痛不剧烈，因为许多神经也都一起被损坏了。

（二）中医如何治疗烧烫伤

根据中医辨证法则，烧烫伤可分为热伤营卫、火毒伤津、阴伤阳脱、火毒炽盛、火毒内陷、气血两虚、脾虚阴伤等证，分别以调和营卫；清热解毒，益气养阴；回阳救逆，益气护阴；清热解毒；清营凉血解毒；补气养血，兼清余毒；补气健脾，益胃养阴为治法。

（三）治疗烧烫伤如何抓主症选用中成药

烧烫伤面积大，程度重者，必须入院积极治疗；面积小，程度轻者可酌情选用下列药物。

京万红软膏

【成分】地榆、地黄、当归、桃仁、黄连、木鳖子、罂粟壳、血余炭、棕榈、半边莲、土鳖虫、白蔹、黄柏、金银花、红花、大黄、苦参、五倍子、槐米、木瓜、苍术、白芷、赤芍、黄芩、胡黄连、川芎、栀子、乌梅、冰片、紫草、乳香、没药、血竭等。

【功效】活血解毒，消肿止痛，去腐生肌。

【应用】本品为外用药膏，用于轻度水、火烫伤，疮疡肿痛，创面溃烂。

【注意】

1）孕妇慎用。

2）轻度烧烫伤者，用药一天内症状无改善或创面有脓苔应去医院就诊。

獾油

【成分】鼬科动物狗獾的脂肪油。

【功效】清热解毒，消肿止痛。

【应用】用于轻度水、火烫伤，皮肤肿痛。直接外涂患处。

【注意】

1）忌食辛辣刺激性食物。

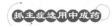

2）本品使用时应注意全身情况，如有恶寒发热等症状时，应及时去医院就诊。

3）烫伤局部一定要注意创面清洁干净，在清洁环境下最好采用暴露疗法。

4）用药一天后症状无改善或创面有脓苔者应去医院就诊。

烧伤灵酊

【成分】虎杖、黄柏、冰片。

【功效】清热燥湿，解毒消肿，收敛止痛。

【应用】外涂用于各种原因引起的Ⅰ、Ⅱ度烧伤；属轻度烧伤，无感染，创面新鲜，有渗出者。

【注意】不宜用于Ⅲ度烧伤。

（美宝）湿润烧伤膏

【成分】黄连、黄柏、黄芩、地龙、罂粟壳。

【功效】清热解毒，止痛，生肌。

【应用】用于各种轻度烧、烫、灼伤。外涂伤处。

【注意】

1）如有恶寒发热等症状时，应及时去医院就诊。

2）运动员慎用。

3）夏季高温或者反复挤压、碰撞会使该膏体变稀，但这种改变并不影响药效。如出现此种情况，可拧紧软管盖于开水中热浸数分钟，取出后倒置，自然冷却至室温，即可恢复原状。

紫花烧伤膏

【成分】紫草、地黄、熟地黄、冰片、黄连、花椒、甘草、当归、麻油。辅料为蜂蜡。

【功效】清热凉血，化瘀生肌。

【应用】

1）用于烈火、开水、蒸汽、沸油、铁汁、电灼等各类轻度烧烫灼伤，皮肤创伤感染、皮肤溃疡、压疮（褥疮）、痔疮等，对脓疱疮疥、冻疮、脚气、蚊虫叮咬等亦有特殊疗效。外涂患处。

2）可抑制烫伤性水肿，降低血管通透性，有抗炎、镇痛、抑菌的作用。

【注意】

1）创面避免化学消毒剂清创。

2）孕妇慎涂脐腹部。

3）皮肤过敏者慎用。

（四）医生提示

在日常生活中，火焰烧伤和热水、热油等热液烫伤最为常见。不要轻易在烫烧伤的伤口涂牙膏、鸡蛋清乃至食盐、酱油、红药水等，这一过程费时费力，不仅没有治疗烧烫伤的作用，有时还会掩盖创面，会增加患者的痛苦，使医生无法立即确定创面的大小和深度。因此，发生烧烫伤后必须要先清洗再施救，用自来水冲洗可持续 10～20 分钟。当遇到各种化学烧伤，伤及眼睛、食道等处时，在现场要及时用大量清水冲洗，绝不可等到了医院再处理，以免使组织受到严重的腐蚀烧伤，导致眼睛失明或食道形成疤痕。

如果穿着衣服或鞋袜部位被烫伤，千万不要急忙脱去被烫部位的鞋袜或衣裤，否则会使表皮随同鞋袜、衣裤一起脱落，这样不但痛苦，而且容易感染，迁延病程。最好的方法就是马上用食醋（食醋有收敛、散瘀、消肿、杀菌、止痛作用）或冷水隔着衣裤或鞋袜浇到伤处及周围，然后才脱去鞋袜或衣裤，这样可以防止揭掉表皮而发生水肿和感染，同时又能止痛。接着，再将伤处进行"冷却治疗"，最后涂抹京万红或獾油等烫伤膏便可。烧烫伤局部用药一定要注意创面的清洁干净，在清洁的环境下最好采用暴露疗法。烧烫伤者经"冷却治疗"一定时间后，仍疼痛难受，且伤处长起了水疱，这说明是"二度烧烫伤"。这时不要弄破水疱，否则容易感染。

对于伤势的判断，可参考下面几个因素：烧伤面积越大，人体受到的损失愈严重。烧伤越深，对局部组织的破坏越严重。人体不同的部位其重要性也不尽相同，如头面部、颈部和呼吸道等处，若被烧伤则较严重。手关节等活动部位被烧伤，日后易造成畸形。发生烧伤时如果合并有其他损伤如骨折等，恢复比较困难。年老、体弱、小儿以及有较严重疾病的人，发生烧伤后反应比较严重，在治疗上也较困难。对于上述情况的烧烫伤，应赶紧用被单盖在伤处，尽快送到医院请专业医生处理。

第五章
妇科常见病的中
成药选用

月经病

（一）什么是月经病

出血的第一日为月经周期的开始，两次月经第一日的间隔时间为一个月经周期。一般是 21～35 日，平均 28 日；每次月经持续的天数称经期，大多为 2～8 日，平均 3～5 日；经量是指一次月经的总失血量，正常为 30～50 毫升，若超过 80ml 为月经过多。月经病是指以月经的周期、经期、经量发生异常为主症的疾病。经量异常常见的表现有月经量过少或月经量过多。在周期、经期上月经量少常表现为周期后延或经期过短甚至发展成闭经，月经量多常表现为周期提前或经期过长。月经量过多或淋漓不止，中医又称为"崩漏"。痛经是伴随月经周期常见的病证。

（二）中医如何治疗月经病

中医认为月经量少、闭经多由肾精不足，气血亏虚，经血乏源或气滞血瘀，气血不畅或肝郁气滞等原因所造成；月经量多则或因血热，热迫血行，或因气虚，失于统摄，或因血瘀，血不归经；痛经则多见寒凝血瘀，不通而痛。故中医治疗月经病根据辨证的不同采用多种治法，或补肾填精，补益气血或温经散寒，活血化瘀，或疏肝解郁，益气健脾等。凡平素月经正常，突然出现月经量少，或月经错后，或阴道不规则出血应去医院就诊。

（三）治疗月经病如何抓主症选用中成药

1. 月经量少　指经量明显少于既往，经期不足 2 天，甚或

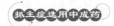

点滴即净者。

（1）**气血不足型**：以月经后延，量少色淡，倦怠乏力，面黄肌瘦为主症者，可酌情选用以下中成药。

八珍益母丸

【成分】益母草、党参、炒白术、茯苓、甘草、当归、酒白芍、川芎、熟地黄。

【功效】补气血，调月经。

【应用】本品气血双补，活血调经，属平补之剂。适用于妇女气血两虚，体弱无力，月经不调。

【注意】

1）感冒发热病人不宜服用。

2）服药1个月症状无缓解，应去医院就诊。

乌鸡白凤丸

【成分】乌鸡（去毛爪肠）、鹿角胶、醋鳖甲、煅牡蛎、桑螵蛸、人参、黄芪、当归、白芍、醋香附、天冬、甘草、地黄、熟地黄、川芎、银柴胡、丹参、山药、芡实（炒）、鹿角霜。

【功效】补气养血，调经止带。

【应用】本品既能气血阴阳并补，又能收涩止血，收涩止带，属温补、大补之剂。适用于气血两虚偏寒者，症见月经不调，畏寒肢冷，身体瘦弱，腰膝酸软或崩漏带下或久不受孕。

【注意】同八珍益母丸。

（2）**气滞血瘀型**：以月经量少、色暗或有瘀血块或腹痛、舌暗或有瘀斑为主症者，可酌情选用以下中成药。

益母草膏

【成分】益母草。

【功效】活血调经。

【应用】本品配方单一，只活血调经，适用于血瘀所致的月经不调。也可用于妇女产后恶露不绝，症见月经量少、淋漓不尽、产后出血时间过长及产后子宫复旧不全。

【注意】

1）孕妇禁用。

2）各种流产后腹痛伴有阴道出血应去医院就诊。

3）月经过多者不宜服用本药。

加味益母草膏

【成分】益母草、当归、熟地黄、白芍、川芎。辅料为红糖。

【功效】养血活血调经。

【应用】本品既活血又养血，适用于血瘀血虚所致月经不调，既有月经量少色暗又有面黄乏力等症状者。

【注意】

1）孕妇忌服。

2）感冒时不宜服用本药。

3）月经过多者不宜服用本药。

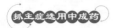

复方益母草膏

【成分】益母草、当归、川芎、白芍、地黄、木香。辅料为蜂蜜。

【功效】调经养血，化瘀生新。

【应用】

1）本品亦既活血又养血，适合于血瘀血虚引起的月经不调，既有月经量少色暗或行经腹痛又面黄乏力等症状者。

2）本品和上药配方基本相同，只多了一味木香，木香能理气和胃，所以更适合于消化功能不佳者。

【注意】

1）孕妇忌服。

2）感冒时不宜服用本药。

3）月经过多者不宜服用本药。

（3）**肝郁脾虚型**：多和情绪不良有关，临床中以郁闷不舒、胸胁胀痛、头晕目眩、食欲减退、月经量少色淡、月经后延为主症者，可酌情选用以下中成药。

逍遥丸

【成分】柴胡、当归、白芍、炒白术、茯苓、炙甘草、薄荷。

【功效】疏肝健脾，养血调经。

【应用】

1）本品既疏肝解郁，又健脾养血，是治疗肝郁脾虚血虚所致的月经不调的常规用药。

2）若有肝郁化火，烦躁易怒宜选用丹栀逍遥丸（加味逍遥丸）；若兼血瘀可合用益母草膏。

【注意】

1）服药期间要保持情绪乐观，切忌生气恼怒。

2）感冒时不宜服用。

归芍调经片

【成分】柴胡、白芍、白术、茯苓、当归、川芎、泽泻。辅料为糊精、滑石粉、羧甲基淀粉、薄膜包衣预混剂。

【功效】疏肝理脾，调经止带。

【应用】

1）本品去柴胡即为《金匮要略》中的当归芍药散，活血祛瘀，健脾利湿，被后世称为"女人方"。本品适用于肝郁脾虚所致的月经不调，带下清稀量多者。

2）因其活血利水之功效，也适用于多见于更年期妇女的特发性水肿，和益母草颗粒（膏）合用更佳。

【注意】

1）服药期间要保持情绪乐观，切忌生气恼怒。

2）感冒时不宜服用。

3）带下伴阴痒，或赤带者应去医院就诊。

（4）**下焦虚寒型**：以行经后错、经量少、有血块、腹痛喜热、畏寒肢冷、腰膝酸痛或子宫寒冷，久不受孕为主症者，可酌情选用以下中成药。

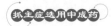

坤灵丸

【成分】

1）香附（制）、益母草、红花、鸡冠花、地黄、麦冬、白芍（酒炒）、黄芪、肉苁蓉（制）、茯苓、厚朴、白术（炒）等17味。

2）香附（制）、阿胶、红参、当归、鹿角胶、龟甲胶、牡丹皮、川芎、延胡索、砂仁、没药（炒）、小茴香（盐制）等15味。

【功效】调经养血，逐瘀生新。

【应用】

1）本品为温补之剂，性热、补虚力大，适合于下焦虚寒所致月经不调或宫寒不孕。

2）本品可谓气血阴阳并补，也可用于大病久病后体质虚弱，畏寒肢冷。

【注意】

1）孕妇禁用。

2）实热证者不宜服用。

3）感冒时不宜服用。

定坤丹

【成分】红参、鹿茸、西红花、三七、白芍、熟地黄、当归、白术、枸杞子、黄芩、香附、茺蔚子、川芎、鹿角霜、阿胶、延胡索、鸡血藤膏、红花、益母草、五灵脂、茯苓、柴胡、乌药、砂仁、杜仲、干姜、细辛、川牛膝、肉桂、炙甘草。辅料为蜂蜜。

【功效】滋补气血，调经舒郁。

【应用】

1）本品药多力大，属大剂温补品，以治疗下焦虚寒所致的月经不调或宫寒不孕为宜。本品较坤灵丸多疏肝解郁之功，活血止痛力强。

2）也可用于大病久病后体质虚弱，倦怠乏力，腰膝酸软，畏寒肢冷，肢体疼痛。

【注意】

1）孕妇禁用。

2）实热证者不宜服用。

3）伤风感冒时停服。

艾附暖宫丸

【成分】艾叶（炭）、醋香附、制吴茱萸、肉桂、当归、川芎、白芍（酒炒）、地黄、炙黄芪、续断。

【功效】理气补血，暖宫调经。

【应用】本品是治疗下焦虚寒所致的月经不调，宫寒不孕的常用药。本品较坤灵丸、定坤丹药少，温补力弱，属缓补之剂，适合久服缓治。

【注意】

1）孕妇禁用。

2）感冒时不宜服用。

3）治疗痛经，宜在经前3～5天开始服药，连服1周。

2. 月经量多　月经量多指月经量明显多于正常量（超过80毫升），甚至突然出现大量出血或淋漓不断等症状。

（1）实热型（热迫血行）：以月经量多，色鲜红，质黏稠，身烦热，舌红口干为主症者，可酌情选用以下中成药。

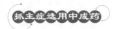

宫血宁胶囊

【成分】重楼。

【功效】凉血止血，清热除湿，化瘀止痛。

【应用】本品性凉，有小毒。适用于崩漏下血，月经过多，产后或流产后宫缩不良出血及子宫性出血属血热妄行证者，以及慢性盆腔炎之湿热瘀结所致的少腹痛、腰骶痛、带下增多者。

【注意】

1）孕妇忌服。

2）胃肠道疾病患者慎用或减量服用。

断血流胶囊

【成分】断血流。

【功效】凉血止血，收敛止血。

【应用】

1）本品性凉，味涩，有凉血和收涩止血的双重功效，适用于月经量多属实热证者，如功能性子宫出血、产后出血、子宫肌瘤出血等。

2）尿血、便血、吐血、咯血、鼻衄、单纯性紫癜、原发性血小板减少性紫癜等属于热迫血行者也可应用。

【注意】

1）出血属虚证者不宜。

2）服药1个月症状无缓解，应去医院就诊。

（2）虚热型（阴虚内热）：以月经先期量多或经期延长，经色深红、质稠，腰膝酸软，咽干口燥，潮热心烦，舌红苔少或无苔为主症者，可酌情选用以下中成药。

固经丸

【成分】酒黄芩、炒白芍、醋龟甲、盐关黄柏、麸炒椿皮、醋香附。

【功效】滋阴清热，固经止带。

【应用】

1）本品以滋阴清热治本为主，略兼固涩。适用于阴虚血热，月经先期，经血量多者。

2）本品药性苦寒，脾虚便溏者慎用。

【注意】

1）感冒发热病人不宜服用。

2）服药1个月症状无缓解者，应去医院就诊。

葆宫止血颗粒

【成分】牡蛎（煅）、白芍、侧柏叶（炒炭）、地黄、金樱子、柴胡（醋炙）、三七、仙鹤草、椿皮、大青叶。

【功效】固经止血，滋阴清热。

【应用】本品较固经丸滋阴清热力弱，而收涩止血力强。适用于冲任不固、阴虚血热所致月经过多、经期延长。如功能性子宫出血、上环后子宫出血属阴虚血热者。

【注意】

1）感冒发热病人不宜服用。

2）服药1个月症状无缓解者，应去医院就诊。

（3）血瘀型（血瘀出血）：以月经后延量多，经期延长，色

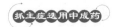

暗有块，腹痛，舌紫暗为主症者，如子宫肌瘤出血，可酌情选用以下中成药。

三七粉

【成分】三七粉。

【功效】止血，化瘀，定痛。

【应用】

1）生三七活血，适用于妇女月经量多属血瘀出血者及跌打瘀血、外伤出血、吐血、衄血等出血症。还可用于冠心病、高血脂、高血压等心脑血管疾病。

2）熟三七补血，适用于身体虚弱、食欲不振、神经衰弱、过度疲劳、失血、贫血等；熟三七粉对手术后的患者和女性痛经等妇科病有很好的效果。

【注意】

1）孕妇禁用。

2）三七粉性温，风寒感冒期间可以服用，而患风热感冒者则不宜服三七粉。

3）请勿过量，一般正常体质的人，服用三七粉的一日总量在10克左右，分2次服用。

云南白药

【成分】见"跌打损伤"之"瘀血肿痛"。

【功效】见"跌打损伤"之"瘀血肿痛"。

【应用】

1）经血过多、红崩用温开水送服；妇科各种出血，用酒送服。

2）口服：每次 0.25 ～ 0.5 克。

3）凡遇较重的跌打损伤可先服红色保险子，轻伤及其他病症不必服。

【注意】见"跌打损伤"之"瘀血肿痛"。

宫血停颗粒

【成分】黄芪、党参、益母草、龙骨（煅）、牡蛎（煅）、旱莲草、女贞子、蒲黄、升麻、枳壳、当归。

【功效】补益脾肾，化瘀止血。

【应用】本品较三七粉、云南白药多补虚及收涩止血之功，适用于脾肾两虚，气虚血瘀而致的月经过多及崩漏。症见月经后延量多、经期延长、色暗有块、腹痛、舌紫暗又腰膝酸软、倦怠乏力者。

【注意】

1）恶性肿瘤出血忌服。

2）感冒时不宜服用。

3）月经量多服药 5 天出血不减少者，应去医院就诊。

（4）气虚型（气不摄血）： 以出血量多或淋漓不止、色淡质稀、头晕乏力、食欲不振等为主症者，可酌情选用以下中成药。

归脾丸

【成分】见"失眠"之"心脾两虚型"。

【功效】益气健脾，养血安神，止血。

【应用】

1）本品补气摄血又养血安神，适用于脾气虚不能统摄

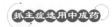

血液的出血，除妇女的月经量过多甚或崩漏外，还可用于皮下紫癜、便血等属脾不统血者。

2）本品还是治疗思虑过度，劳伤心脾所致的心悸、健忘、失眠的常用药。

【注意】见"失眠"之"心脾两虚型"。

补中益气丸

【成分】见"腹泻"之"脾虚泻"。

【功效】见"腹泻"之"脾虚泻"。

【应用】

1）本品补益中气，又有升举之力，适用于中气下陷，气不摄血所致的月经量多甚或崩漏。属于治本之剂，并无止血之功。

2）本品亦是治疗中气下陷所致的脏器下垂病症（如胃下垂、脱肛、子宫脱垂）及脾胃气虚所致的食少腹胀、体倦乏力之症的常用药。

【注意】见"腹泻"之"脾虚泻"。

3.闭经　指女子年逾 16 周岁，月经尚未初潮，或已行经而又中断 6 个月以上（或超过了既往 3 个月经周期总时间）者。闭经者可酌情选用以下中成药。

鹿胎胶囊

【成分】红参、当归、益母草、熟地黄、香附（醋制）、龟甲（醋制）、地骨皮、延胡索（醋制）、莱菔子（炒）、阿胶、白术（麸炒）等。

【功效】补气养血，通经散寒。

【应用】

1）本品温补气血，活血通经，属于大补之剂，适用于气血阴阳不足之虚寒性闭经。症见畏寒肢冷、虚弱消瘦、月经不行。

2）也可用于下元虚寒型月经不调，行经腹痛，寒湿带下。

【注意】

1）孕妇忌服。

2）忌食寒凉、生冷食物。

3）服本药期间不宜喝茶和吃萝卜，不宜同时服用藜芦、五灵脂、皂荚或其制剂。

4）感冒时不宜服用本药。

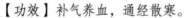

大黄䗪虫丸

【成分】熟大黄、土鳖虫（炒）、水蛭（制）、虻虫（去翅足，炒）、蛴螬（炒）、干漆（煅）、桃仁、苦杏仁（炒）、黄芩、地黄、白芍、甘草。

【功效】活血破瘀，通经消癥。

【应用】

1）本品破血逐瘀力强，属于活血祛瘀之峻剂，适用于瘀血内停所致的闭经。症见肌肤甲错、面色暗黑、潮热羸瘦、经闭不行。也可用于瘀血性癥瘕，如子宫肌瘤、卵巢囊肿等。

2）本品原用治"干血痨"，指因干血（瘀血）内停日久致新血不生的虚劳之证。症见身体羸瘦、骨蒸潮热、肌肤

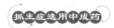

干枯、面目暗黑、不思饮食、畏寒肢冷等。本品能逐瘀以生新。

【注意】

1）孕妇禁用。

2）本品虫类药较多，皮肤过敏者应停服。

4. 痛经　指在经期或经行前后，出现周期性小腹疼痛或痛引腰骶，甚则剧痛伴恶心呕吐、晕厥。分为原发性和继发性两种，原发性痛经多指生殖器官无明显病变者，故又称功能性痛经，多见于青春期少女、未婚及已婚未育者。此种痛经在正常分娩后疼痛大多可缓解或消失。继发性痛经则多因生殖器官有器质性病变所致，当以治疗器质性疾病为主，多为寒凝血瘀型。治疗痛经，宜在经前 3～5 天开始服药，连服 1 周，连用 3 个周期。并注意保暖，忌生冷饮食。

（1）寒凝血瘀型：以痛经、少腹冷痛、月经不调、经色暗淡为主症者，可酌情选用以下中成药。

少腹逐瘀颗粒

【成分】当归、蒲黄、五灵脂（醋制）、赤芍、小茴香（盐制）、延胡索（醋制）、没药（炒）、川芎、肉桂、炮姜。

【功效】活血逐瘀，祛寒止痛。

【应用】

1）本品善温散小腹之寒，又长于活血止痛，是治疗寒凝血瘀所致痛经的常用药。

2）本品用于妇女小产，人流术后小腹冰凉效亦佳。

【注意】

1）孕妇忌服。

2）月经过多慎服。

3）忌食寒凉、生冷食物。

痛经宝颗粒（月月舒）

【成分】红花、当归、肉桂、三棱、莪术、丹参、五灵脂、木香、延胡索（醋制）。

【功效】温经化瘀，理气止痛。

【应用】本品活血止痛作用佳，温经散寒力虽不及少腹逐瘀颗粒，但也是治疗寒凝血瘀痛经的常用药。

【注意】

1）忌生冷食物，不宜洗凉水澡。

2）服药期间不宜同时服用人参或其制剂。

3）感冒发热病人不宜服用。

4）痛经伴月经过多者慎用。

痛经片

【成分】当归、丹参、熟地黄、五灵脂（醋制）、山楂（炭）、川芎、肉桂、木香、益母草、青皮、白芍、干姜（制）、香附（醋制）、茺蔚子、延胡索、红花。辅料为淀粉、薄膜包衣剂。

【功效】活血散寒，温经止痛。

【应用】本品较温和，可和三七粉合用以增活血止痛之力。

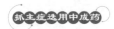

【注意】

1）经期忌食生冷饮食。

2）感冒时不宜服用。

3）不宜与人参及其制剂同服。

4）孕妇禁用。

5）月经先期及月经量多者忌用。

元胡止痛胶囊（颗粒）

【成分】醋延胡索、白芷。

【功效】理气，活血，止痛。

【应用】本品功善活血止痛，温经散寒效弱，除用于瘀血性痛经外还可用于胃痛、腹痛、胁痛、头痛等。

【注意】

1）忌食生冷食物。

2）重度痛经者或服药后痛经不减轻，应去医院就诊。

（2）**下焦虚寒型**：以行经后错、经量少、有血块、经行腹痛绵绵，腹冷喜热，平素面黄乏力，腰膝酸软为主症者，可选用以下中成药。

艾附暖宫丸

【成分】艾叶（炭）、醋香附、制吴茱萸、肉桂、当归、川芎、白芍（酒炒）、地黄、炙黄芪、续断。

【功效】理气补血，暖宫调经。

【应用】本品温经散寒，又补气养血，适用于下焦虚寒所致的月经不调、痛经。

【注意】

1）孕妇禁用。

2）感冒时不宜服用。

七制香附丸

【成分】醋香附、地黄、茯苓、当归、熟地黄、川芎、炒白术、白芍、益母草、艾叶（炭）、黄芩、酒黄肉、天冬、阿胶、炒酸枣仁、砂仁、醋延胡索、艾叶、粳米、盐小茴香（制）、人参、甘草。

【功效】开郁顺气，调经养血。

【应用】本品较艾附暖宫丸又有理气止痛，养血安神之效。下焦虚寒型痛经又见胸胁胀痛，夜卧不安者更宜。

【注意】

1）孕妇忌服。

2）忌食生冷食物。

3）感冒时不宜服用。

4）服本药时不宜同时服用藜芦、五灵脂、皂荚及其制剂。

5）不宜喝茶和吃萝卜，以免影响药效。

（四）医生提示

1）女性不宜过度节食减肥，否则可造成月经量少甚至闭经。

2）精神因素（忧愁郁闷、紧张、压力大等）也是造成月经不调主要因素，应努力克服。

3）因服用雷公藤制剂也可造成妇女闭经，因此闭经妇女应首先去医院查明原因，以便进行针对性的治疗。

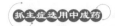

4）痛经患者应区分原发性和继发性，继发性应以治疗生殖器官的疾病为主，治疗后痛经即减轻或消失；另，痛经者经前应注意保暖，少食生冷，少接触冰冷水等。

带下病、阴痒

（一）什么是带下病

带下是健康女性阴道排出的一种黏液，量少，色白或无色透明，黏而不稠。带下病是指妇女白带量明显增多，并且颜色、质地、气味发生异常，常伴有阴部瘙痒等局部症状或全身症状。常见于各种阴道炎、宫颈炎、盆腔炎及生殖器肿瘤等。中医根据带下的颜色常将其描述为"白带""黄带""赤白带""五色带"或"杂色带"。"赤白带"是指带下赤白相杂，白带中杂有血丝，常味臭；"五色带"是指带下五色杂稠，腥秽难闻。若出现"赤白带""五色带"，则必须进行妇科检查及排癌检查，以免贻误病情。另外，也有带下过少者，多见于老年妇女，常表现为阴道干涩。

（二）中医如何治疗带下病

中医认为带下量多属于湿邪为患。色白质稀责之于脾虚或肾虚，湿浊下注；色黄质稠、腥臭难闻多责之于肝胆湿热下注；老年女性白带量过少，外阴、阴道干涩瘙痒常责之于肝肾阴虚。故常治以健脾祛湿或清热祛湿，量过多者辅以收涩止带，带下量少干涩瘙痒者治以滋补肝肾，滋阴润燥。

（三）治疗带下病如何抓主症选用中成药

1. 湿热型（湿热下注） 以白带量多色黄质稠、腥臭难闻或伴有外阴红肿痒痛、口干口苦为主症者，可酌情选用以下中成药。

龙胆泻肝丸

【成分】龙胆、柴胡、黄芩、栀子（炒）、泽泻、木通、盐车前子、酒当归、地黄、炙甘草。

【功效】清肝胆，利湿热。

【应用】

1）本品药性大苦大寒，既能清泻肝胆的实火又能清利肝胆的湿热，是治疗湿热型带下阴痒的良药。

2）本品也是治疗肝胆火盛所致头晕目赤、耳鸣耳聋、胁痛口苦等症的常用药。还可用治湿热黄疸、缠腰火丹（带状疱疹）、男子阴囊潮湿多汗等肝胆湿热证。

3）阴痒重者，配合外用药熏洗效更佳。

【注意】

1）不宜在服药期间同时服用滋补性中药。

2）服药后大便次数增多且不成形者，应酌情减量。

3）孕妇、哺乳期妇女及脾虚便溏者慎用。

4）不宜久服。

二妙丸

【成分】苍术（炒）、黄柏（炒）。

【功效】燥湿清热。

【应用】

1）本品功善清燥下焦的湿热，适用于湿热下注诸症，除带下色黄量多外，另如足膝红肿热痛、下肢丹毒、阴囊湿

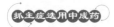

痒等下部的湿热证皆可应用。

2）本品药简力薄，不如龙胆泻肝丸清热燥湿力甚，可选用龙胆泻肝丸急治其标，二妙丸标本兼顾，久服缓治。

【注意】不宜和滋补性中药同时服用。

2. 脾虚型（脾虚湿盛） 以带下量多、色白质稀或伴阴痒、乏力食少、便溏等为主症者，可酌情选用以下中成药。

除湿白带丸

【成分】党参、炒白术、山药、白芍、芡实、车前子（炒）、当归、苍术、陈皮、白果仁、荆芥炭、柴胡、黄柏炭、茜草、海螵蛸、煅牡蛎。

【功效】健脾益气，除湿止带。

【应用】本品健脾祛湿，收涩止带力强，适用于脾虚湿盛所致带下清稀、量过多者。

【注意】

1）感冒时不宜服用本药。

2）湿热带下，色黄量多者不宜服用。

妇科白带膏

【成分】白术（炒）、苍术、党参、陈皮、山药、甘草、荆芥、车前子、柴胡、白芍。辅料为蔗糖。

【功效】健脾舒肝，除湿止带。

【应用】本品较除湿白带丸收涩止带力大减，偏于健脾疏肝治本，适用于脾虚湿盛带下轻症。

【注意】

1）感冒时不宜服用。

2）湿热带下，色黄量多者不宜服用。

千金止带丸

【成分】炒白术、党参、小茴香（盐炒）、盐杜仲、当归、白芍、鸡冠花、椿皮（炒）、川芎、煅牡蛎、青黛、盐补骨脂、砂仁、木香、醋延胡索、续断、醋香附。

【功效】健脾补肾，调经止带。

【应用】本品既健脾又补肾强腰，适用于脾肾两虚所致的带下病，症见带下量多、色白清稀、神疲乏力、腰膝酸软。

【注意】

1）感冒时不宜服用本药。

2）湿热带下，色黄量多者不宜。

3. 老年型（阴虚内热） 以带下量过少，外阴、阴道干涩瘙痒或伴烘热汗出，夜间出汗严重，口干眼干等为主症者，可酌情选用以下中成药。

知柏地黄丸

【成分】见"口腔溃疡"之"阴虚火旺型"。

【功效】见"口腔溃疡"之"阴虚火旺型"。

【应用】

1）本品既补肝肾之阴，又能清降虚火，有助于改善老

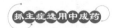

年性阴道干涩、阴痒，适合久服缓治。

2）本品也是治疗阴虚火旺诸症的常用药，如潮热盗汗、口干咽痛、耳鸣遗精等。

【注意】见"口腔溃疡"之"阴虚火旺型"。

大补阴丸

【成分】熟地黄、盐知母、盐黄柏、醋龟甲、猪脊髓。辅料为蜂蜜。

【功效】滋阴降火。

【应用】本品较知柏地黄丸滋阴降火力强，适合于阴虚火旺的重症，如潮热盗汗、耳鸣遗精等。有助于改善老年性阴道干涩、阴痒，但不宜久服。

【注意】

1）糖尿病患者禁服，孕妇慎服。

2）感冒病人不宜服用。

3）不适用于虚寒性患者，其表现为怕冷、手足凉、喜热饮。

4）本品宜饭前服用，用开水或淡盐水送服。

（四）医生提示

1）带下病多见于各种阴道炎，可做妇科白带常规检查，明确阴道炎的类型，如滴虫性阴道炎、霉菌性阴道炎等，进行针对性的阴道坐药治疗，若配合中药，疗效更佳；治疗期间禁止性交，或采用避孕套以防止交叉感染。如为滴虫性阴道炎，性伴侣应同时进行治疗。

2）注意个人卫生、性生活卫生、保持外阴清洁干燥；勤换洗内裤，不与他人共用浴巾、浴盆，不穿尼龙或类似织品的内裤，患病期间用过的浴巾、内裤等均应煮沸消毒。

3）避免月经期阴道用药、坐浴及性生活。反复发作者应检查其性伴侣的小便及前列腺液，必要时应反复多次检查，如为阳性应一并治疗。

4）饮食宜清淡，忌辛辣刺激，以免酿生湿热或耗伤阴血。

产后病

（一）什么是产后病

产妇在产褥期内发生与分娩或产褥有关的疾病称为产后病。产妇分娩后，身体逐渐恢复至孕前状态需 6～8 周，这段时间称为产褥期。常见的产后病有产后腹痛、产后恶露不尽、产后缺乳、产后小便不利或尿频等。

（二）产后病如何抓主症选用中成药

1. 产后腹痛，恶露不尽 指产妇在产褥期内发生小腹疼痛或产后阴道流血持续 20 天以上，仍淋漓不尽者。常因寒凝血瘀所致。

寒瘀型：以产后恶露不尽，量时多时少，色紫暗有块，小腹疼痛拒按，舌紫暗为主症者，可选用以下中成药。

新生化颗粒

【成分】当归、川芎、桃仁、炙甘草、干姜（炭）、益母草、红花。辅料为红糖。

【功效】化瘀生新，温经止痛。

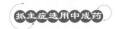

【应用】本品性温。适用于产后恶露不尽，少腹疼痛属于寒凝血瘀者。

【注意】

1）糖尿病患者不宜服用。

2）瘀热证者不宜服用。症见产后腹痛，恶露不尽、量多，色深红，质黏稠，有臭味，口燥咽干。

2. 产后小便不利　指新产后产妇小便点滴而下甚或闭塞不通，小腹胀急疼痛者。相当于西医学的产后尿潴留，多发生于产后 3 日内，以初产妇、难产、产程长及手术助产者多见。常因气虚或肾虚所致。

（1）气虚型：以产后小便不通，小腹胀急疼痛，精神不振，气短懒言，面色萎黄为主症者，可选用以下中成药。

补中益气丸

【成分】见"腹泻"之"脾虚泻"。

【功效】见"腹泻"之"脾虚泻"。

【应用】

1）本品功善补益中气，又有升提之力，适用于因中气不足所致的产后小便不利；也是治疗脾胃气虚证及中气下陷所致胃下垂、子宫脱垂、脱肛的常用药。

2）本品尚能甘温除热，还可用治气虚发热证。

【注意】见"腹泻"之"脾虚泻"。

（2）肾虚型：以产后小便不通，小腹胀急疼痛，腰膝酸软，畏寒肢冷，面色青白为主症者，可选用以下中成药。

济生肾气丸

【成分】见"尿频、遗尿、小便不利、水肿"之"肾阳虚型"。

【功效】见"尿频、遗尿、小便不利、水肿"之"肾阳虚型"。

【应用】本品具有温补肾气，利水消肿之效，是治疗肾虚水肿的常用药，适用于因肾气不足所致妇女产后小便不利。

【注意】见"尿频、遗尿、小便不利、水肿"之"肾阳虚型"。

3. 产后缺乳 指产后产妇乳汁稀少或无乳。常因产妇身体虚弱，气血不足或情绪不良，肝郁气滞而导致。

（1）气血不足型：以产后乳少或无乳，乳汁清稀，乳房柔软无胀感，体倦乏力为主症者，可酌情选用以下中成药。

生乳灵

【成分】当归、地黄、黄芪（蜜炙）、党参、玄参、麦冬、穿山甲（沙烫醋淬）、知母。

【功效】滋补气血，通络下乳。

【应用】本品适用于气血不足，乳络阻滞引起的乳汁短少，稀薄灰黄。

【注意】

1）调和情志，保持心情舒畅，以免郁怒伤肝，影响泌乳。

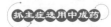

2）饮食宜营养丰富。

3）感冒时不宜服用。

4）肝郁气滞型产后缺乳不宜服用。

通乳颗粒

【成分】黄芪、熟地黄、通草、瞿麦、天花粉、路路通、漏芦、党参、当归、川芎、白芍（酒炒）、王不留行、柴胡、穿山甲（烫）、鹿角霜，辅料为蔗糖。

【功效】益气养血，通络下乳。

【应用】本品尚有疏肝之功，亦是治疗妇女产后气血不足所致乳汁稀少的佳品，较生乳灵补气养血，通络下乳力大。

【注意】

1）保持心情舒畅，饮食宜富有营养。

2）恶露过多者不宜服用。

3）感冒发热病人不宜服用。

（2）**肝郁气滞型**：以产后乳汁涩少，浓稠或乳汁全无，乳房胀硬疼痛，情绪不畅，嗳气叹息为主症者，可选用以下中成药。

乳泉颗粒

【成分】王不留行、天花粉、当归、漏芦、穿山甲（炙）、甘草（炙）。辅料为糊精。

【功效】通经，活血，下乳。

【应用】本品功偏通络下乳，产后乳汁不通均可服用，用于肝郁气滞型产后缺乳宜和逍遥丸合用。

【注意】保持心情舒畅，饮食营养丰富。

下乳涌泉散

【成分】当归、川芎、天花粉、白芍、生地黄、柴胡、青皮、漏芦、桔梗、木通、白芷、通草、穿山甲、王不留行、甘草。

【功效】疏肝养血，通络下乳。

【应用】本品既有疏肝理气之功，又能养血通络下乳，最宜于因心情不畅、肝郁气滞所致产后乳汁稀少、乳汁不通。

【注意】保持心情舒畅，丰富饮食营养。

（三）医生提示

1）提倡住院分娩，注意卫生，慎防寒凉，加强营养，调畅情绪，减少产后病的发生。

2）产后腹痛，恶露不尽者，注意排查有无胎盘残留，如发现应立即清宫。

3）心情不畅是造成产后缺乳原因之一，所以妇女产后应保持心情愉悦，并加强营养，尤其是多食用富含蛋白质的食物，保证充足汤水，如猪蹄汤、鲫鱼汤等。

盆腔炎、附件炎

（一）什么是盆腔炎、附件炎

女性内生殖器官（子宫、输卵管和卵巢）及其周围结缔组织、盆腔腹膜发生炎症，称为盆腔炎。其中输卵管和卵巢的炎症又称附件炎。本病是妇科常见病之一，多见于已婚生育年龄

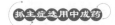

妇女。按发病部位，有子宫内膜炎、子宫肌炎、输卵管炎、卵巢炎、盆腔结缔组织炎、盆腔腹膜炎等。

（二）中医如何治疗盆腔炎、附件炎

盆腔炎临床分急性和慢性两种，急性盆腔炎较危重，需到医院积极治疗。慢性盆腔炎常顽固难愈，反复发作，表现为腹痛包块、带下量多、月经失调、痛经等，多为湿热型，多责之于湿热瘀阻，治以清热解毒，清热祛湿，化瘀止痛。

（三）治疗盆腔炎如何抓主症选用中成药

湿热型（湿热瘀阻）： 以带下量多、色黄质稠甚至臭秽、小腹疼痛、腰骶酸痛为主症者，可选用以下中成药。

金刚藤颗粒（胶囊）

【成分】金刚藤。

【功效】清热解毒，消肿散结。

【应用】

1）本品是治疗湿热型慢性盆腔炎、附件炎的常用药，能有效治疗妇科的多种慢性炎症。

2）本品成分单一，清热解毒力专，但无活血止痛之效，可与元胡止痛胶囊（颗粒）之类合用。

【注意】

1）孕妇慎用。

2）不宜大剂量长期使用。

3）妊娠或哺乳期妇女慎用。

金鸡胶囊

【成分】金樱根、鸡血藤、千斤拔、功劳木、两面针、穿心莲。

【功效】清热解毒，健脾除湿，通络活血。

【应用】本品既清热解毒祛湿，又活血通络，最适用于慢性盆腔炎、附件炎属湿热瘀阻者，疗效确切。

【注意】

1）孕妇禁用。

2）带下清稀者不宜选用。伴有赤带者，应去医院就诊。

妇科千金片

【成分】千斤拔、金樱根、穿心莲、功劳木、单面针、当归、鸡血藤、党参。

【功效】清热除湿，益气化瘀。

【应用】本品是治疗湿热型慢性盆腔炎、附件炎的常用药，成分功效与金鸡胶囊相类似，但又有补气之功，更适合于兼见气虚而有神疲乏力者。

【注意】

1）伴有赤带或腹痛较重者，应去医院就诊。

2）不宜与藜芦或其制剂同时服用。

花红颗粒

【成分】一点红、白花蛇舌草、地桃花、白背叶根、鸡血藤、桃金娘根、菥蓂。

【功效】清热解毒，燥湿止带，祛瘀止痛。

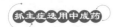

【应用】本品适用于湿热型慢性盆腔炎、附件炎，也可用于湿热型带下病。

【注意】

1）孕妇禁用。

2）糖尿病患者禁服。

3）妇女经期、哺乳期慎用。月经过多者慎用。

4）带下清稀者不宜选用。伴有赤带者，应去医院就诊。

（四）医生提示

1）盆腔炎多因经期、产后、流产后及宫腔内手术后不慎，感染造成。故应注意个人卫生，特别是经期、产褥期的卫生，不同房，不坐浴等。

2）急性盆腔炎应彻底治愈，否则可能会造成盆腔炎后遗症，也被称为慢性盆腔炎。

3）锻炼身体，增强体质；尽量避免精神刺激，保持心情舒畅。

经前期综合征

（一）什么是经前期综合征

妇女在月经前出现反复周期性影响日常生活和工作的躯体、精神以及行为方面改变的综合征称为经前期综合征，如烦躁易怒、精神紧张、头痛、乳房胀痛、浮肿、腹泻等症状，严重影响生活质量，月经来潮后症状即自然消失。据统计，经前期综合征发生率为30%～40%。中医学称为"月经前后诸证"，具体可分为经行情志异常、经行乳胀、经行浮肿、经行泄泻、经行头痛等。

（二）治疗经前期综合征如何抓主症选用中成药

1. 经行情志异常、经行乳胀　指每值经期或行经前后，即出现情志抑郁，悲伤易哭或情绪亢奋，烦躁易怒或乳房胀痛（乳头疼痛），经后又复如常人。情志异常和乳房胀痛常相伴随，也可单独出现。多为肝郁化火型。

肝郁化火型： 以经前或经期情绪低落、抑郁或烦躁易怒、乳房胀痛、口苦咽干为主症者，可选用以下中成药。

逍遥丸

【成分】见"月经病"之"肝郁脾虚型"。

【功效】见"月经病"之"肝郁脾虚型"。

【应用】本品调肝养血，但无清肝泻火之功，适用于经行情志异常、经行乳胀无烦躁易怒、口苦咽干者。本品也是妇科调经的常用药。

【注意】见"月经病"之"肝郁脾虚型"。

加味逍遥丸

【成分】柴胡、当归、白芍、白术（麸炒）、茯苓、甘草、牡丹皮、栀子（姜炙）、薄荷。辅料为生姜。

【功效】舒肝解郁，清热调经。

【应用】本品和逍遥丸相类似，又多清肝泻火之功，适用于经行情志异常、经行乳胀肝火较盛而见烦躁易怒、口苦目赤者。

【注意】孕妇慎用。

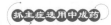

2. 经行浮肿 指每逢经期或经行前后，即出现头面四肢浮肿，或自觉头面四肢肿胀者，多因肾虚水停所致。

肾虚水停型： 以经行浮肿、下肢较重、腰膝酸重、畏寒肢冷、小便不利等为主症者，可选用以下中成药。

济生肾气丸

【成分】见"尿频、遗尿、小便不利、水肿"之"肾阳虚型"。

【功效】见"尿频、遗尿、小便不利、水肿"之"肾阳虚型"。

【应用】本品补肾利水，有助于改善肾虚型经行浮肿，也是治疗肾虚水肿的常用药。

【注意】见"尿频、遗尿、小便不利、水肿"之"肾阳虚型"。

3. 经行泄泻 指每值经前或经期，即大便稀溏，次数增多，经停即复如常。多因脾虚或肾虚而致。

（1）脾虚型： 以经行泄泻、食少腹胀、乏力肢倦、舌淡胖等为主症者，可选用以下中成药。

参苓白术散

【成分】见"腹泻"之"脾虚泻"。

【功效】见"腹泻"之"脾虚泻"。

【应用】本品是治疗脾虚泄泻的常用药，也适用于脾虚型经行泄泻。

【注意】见"腹泻"之"脾虚泻"。

（2）**肾虚型**：以经行泄泻，或天亮前即泄泻，便溏如水，腰膝酸软，畏寒肢冷为主症者，可选用以下中成药。

四神丸

【成分】见"腹泻"之"脾肾虚寒泻"。

【功效】见"腹泻"之"脾肾虚寒泻"。

【应用】本品是治疗脾肾阳虚的五更泄的常用药，也适用于肾虚型的经行泄泻。

【注意】见"腹泻"之"脾肾虚寒泻"。

4. 经行头痛　是指每逢经期或行经前后，即出现头痛症状，经行或经净即止者。常因气血亏虚或肝郁化火或瘀血内停而致。

（1）**血虚型**：以经期或经后头痛、头晕、心悸、神疲乏力、月经量少、色淡质稀为主症者，可选用以下中成药。

八珍益母丸

【成分】见"月经病"之"气血不足型"。

【功效】见"月经病"之"气血不足型"。

【应用】本品气血双补，活血通经，是治疗妇女气血两虚月经不调的常用药，也适用于血虚型经行头痛。

【注意】见"月经病"之"气血不足型"。

（2）**肝郁化火型**：以经前或经行头痛、烦躁易怒、头晕目眩、口苦咽干、经行不畅、量少、色红质稠为主症者，可选用以下中成药。

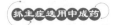

丹栀逍遥丸

【成分】牡丹皮、栀子（炒焦）、柴胡（酒炙）、白芍（酒炒）、当归、白术（土炒）、茯苓、薄荷、炙甘草。

【功效】舒肝解郁，清热调经。

【应用】本品既疏肝养血，又清泻肝火，可广泛应用于妇女月经不调、经行情志异常、经行乳胀及经行头痛属肝郁化火者。

【注意】孕妇慎用。

（3）**瘀血型**：以每值经前、经期头痛，痛有定处，或伴小腹疼痛，经色紫暗有块为主症者，可选用以下中成药。

正天丸

【成分】钩藤、白芍、川芎、当归、地黄、白芷、防风、羌活、桃仁、红花、细辛、独活、麻黄、黑顺片、鸡血藤。

【功效】疏风活血，养血平肝，通络止痛。

【应用】本品虽可用治各种原因所致头痛，但功偏活血化瘀，以瘀血型头痛最宜，也适用于瘀血型经行头痛。

【注意】高血压、心脏病患者慎服。

（三）医生提示

经前期综合征目前尚无确切病因，病情轻者，不需药物治疗，每随月经过后可自然消失。病情重者会严重影响生活学习和身心健康，给患者带来极大痛苦，需积极治疗。西医目前尚无根治的特效药物，但从控制症状来说，中医药疗效明显高于西药。另需注意经前、经期情绪舒畅，饮食不宜过于寒凉或辛辣，勿受凉涉冷感冒，不过度劳累等。

更年期综合征

（一）什么是更年期综合征

妇女在绝经期前后，围绕月经紊乱或绝经出现一系列躯体及精神心理症状，如烘热汗出、烦躁易怒、心悸失眠、眩晕耳鸣、浮肿便溏等，俗称为更年期综合征，专业术语称为围绝经期综合征。西医认为这是绝经前后雌激素水平减退所致。

（二）中医如何治疗更年期综合征

中医又称更年期综合征为"断经前后诸症"，认为妇女进入更年期，肾气渐衰，天癸将竭，冲任二脉虚损，精血不足，气血失调，脏腑功能紊乱，阴阳失和而致。肾虚是本病之根本，肝肾同源，临床以肝肾阴虚为多见，故多从滋补肝肾，养肝疏肝治疗。

（三）治疗更年期综合征如何抓主症选用中成药

以烘热汗出、心烦易怒、眩晕耳鸣、失眠健忘、手足心热为主症者，可选用以下中成药。

更年安片

【成分】地黄、泽泻、麦冬、熟地黄、玄参、茯苓、仙茅、磁石、牡丹皮、珍珠母、五味子、首乌藤、制何首乌、浮小麦、钩藤。辅料为硬脂酸镁、薄膜包衣剂。

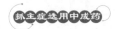

【功效】滋阴清热，除烦安神。

【应用】本品既能滋补肝肾之阴，又能清热除烦，还能安神敛汗，适合更年期综合征症见烘热汗出、烦躁易怒、失眠健忘者。但功偏滋阴清热，镇静安神，疏肝解郁力弱，故以症见烘热汗出、失眠健忘者最宜。

【注意】

1）感冒时不宜服用。

2）本品不宜长期服用。

3）便溏者慎用。

更年宁

【成分】柴胡、黄芩、白芍、墨旱莲、人参、党参、郁金、香附（醋炙）、当归、薄荷、川芎、玄参、茯苓、法半夏、石菖蒲、牡丹皮、陈皮、干姜、白术（麸炒）、丹参、王不留行（炒）、女贞子（酒炙）。辅料为蜂蜜。

【功效】疏肝解郁，益气养血，滋阴清热。

【应用】本品功偏疏肝解郁，补养气血，最宜于更年期综合征症见烦躁易怒、心悸气短者。

【注意】

1）不宜同时服用藜芦、五灵脂、皂荚或其制剂。

2）不宜喝茶和吃萝卜，以免影响药效。

3）感冒时不宜服用本药。

坤宝丸

【成分】酒女贞子、覆盆子、菟丝子、枸杞子、制何首乌、龟甲、地骨皮、南沙参、麦冬、炒酸枣仁、地黄、白芍、赤芍、当归、鸡血藤、珍珠母、石斛、菊花、墨旱莲、桑叶、白薇、知母、黄芩。辅料为赋形剂蜂蜜。

【功效】滋补肝肾，镇静安神，养血通络。

【应用】本品功善滋补肝肾，药多势众，为滋阴之峻品，最宜于妇女绝经前后，由肝肾阴虚引起的月经紊乱、潮热多汗、咽干口渴、失眠健忘者。

【注意】

1）感冒时不宜服用。

2）便溏者慎用。

知柏地黄丸

【成分】见"口腔溃疡"之"阴虚火旺型"。

【功效】见"口腔溃疡"之"阴虚火旺型"。

【应用】

1）本品功能滋补肝肾，清虚热，属于滋补肝肾的缓补之剂，适合于妇女绝经前后潮热多汗较轻者，适合久服缓治。

2）本品也是滋阴清热的常用药，适合于阴虚火旺诸症。

【注意】

1）感冒时不宜服用。

2）本品宜空腹或饭前服用，用开水或淡盐水送服。

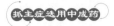

大补阴丸

【成分】见"带下病、阴痒"之"老年型（阴虚内热）"。

【功效】见"带下病、阴痒"之"老年型（阴虚内热）"。

【应用】本品较知柏地黄丸滋阴泻火力强，属滋阴峻品，适合于妇女绝经前后潮热多汗较重者，但不宜久服。

【注意】见"带下病、阴痒"之"老年型（阴虚内热）"。

丹栀逍遥丸

【成分】见"经前期综合征"之"肝郁化火型"。

【功效】见"经前期综合征"之"肝郁化火型"。

【应用】本品是治疗肝郁化火诸证的常用药，用于妇女绝经前后烦躁易怒者，与六味地黄丸合用为佳。

【注意】见"经前期综合征"之"肝郁化火型"。

（四）医生提示

1）绝经前后诸症或轻或重，或久或短，短则数月，长可达十余年。约 1/3 妇女可通过自我调节平安度过，约 2/3 的妇女会出现一系列的症状，需对这一生理过渡期有正确的认识，建立良好心态。同时家庭成员、同事也应在生活上、工作上给予她们理解、关怀和体谅。

2）更年期综合征症状较明显的，应采取适当的药物治疗。

3）加强身体锻炼，多参加集体活动，包括娱乐活动。

4）更年期妇女每年进行一次全面身体检查、妇科检查和防癌检查是非常必要的。

乳腺增生

（一）什么是乳腺增生

乳腺增生是发生在乳房部位的非炎症性疾病。表现为一侧或两侧乳房中有结块，呈卵圆、结节、片块、条索或沙粒等形态，边界清楚，推之移动，常经前肿痛加重，经后减轻，属中医"乳癖"范畴。因乳房部位自觉症状不明显，肿块不易被发现，故名。但应注意排查乳腺的恶性肿瘤，特别是乳头有血性分泌物者。

（二）中医如何治疗乳腺增生

中医认为乳腺增生多由长期忧思恼怒，肝气郁结，血瘀痰凝或阳虚痰凝所造成。故多从疏肝解郁，化痰散结或温阳化痰来治疗，疼痛明显者，常佐以活血止痛。

（三）治疗乳腺增生如何抓主症选用中成药

1. 肝郁痰凝型　以乳房疼痛、乳房肿块、烦躁易怒、胸胁胀满为主症者，可酌情选用以下中成药。

乳癖散结胶囊（片、颗粒）

【成分】夏枯草、川芎（酒炙）、僵蚕（麸炒）、鳖甲（醋制）、柴胡（醋制）、赤芍（酒炒）、玫瑰花、莪术（醋制）、当归（酒炙）、延胡索（醋制）、牡蛎。

【功效】疏肝活血，软坚散结。

【应用】本品是治疗乳腺增生的常用药，最适合于肝郁痰凝型乳腺增生，可连续服用3月。

【注意】

1）调畅情绪。

2）孕妇忌服。

3）月经量过多者，经期慎服。

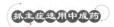

乳核内消胶囊

【成分】浙贝母、当归、赤芍、漏芦、茜草、香附、柴胡、橘核、夏枯草、丝瓜络、郁金、甘草。

【功效】疏肝活血，软坚散结。

【应用】本品和乳癖散结胶囊功效相类似，活血祛瘀力弱，用于肝郁痰凝型乳腺增生可连续服用 3 月。

【注意】

1）忌恼怒，保持心情舒畅。

2）孕妇忌用。

消乳散结胶囊

【成分】柴胡（醋炙）、炒白芍、醋香附、玄参、昆布、瓜蒌、夏枯草、牡蛎、当归、猫爪草、黄芩、丹参、土贝母、山慈菇、全蝎、牡丹皮。

【功效】疏肝解郁，化痰散结，活血止痛。

【应用】本品较上两药止痛力佳，用适合于肝郁痰凝型乳腺增生，乳房胀痛明显者。方中山慈菇、全蝎有毒，不宜大量长期服用。

【注意】

1）调畅情绪。

2）孕妇忌服。

乳块消颗粒（胶囊、片）

【成分】橘叶、丹参、皂角刺、王不留行、川楝子、地龙。辅料为蔗糖、淀粉、糊精。

【功效】疏肝理气，活血化瘀，消散乳块。

【应用】本品药少力弱，适用于肝郁痰凝型乳腺增生、乳房胀痛较轻者，可连续服用。

【注意】

1）调畅情绪。

2）孕妇忌服。

3）糖尿病患者慎用。

2. 阳虚痰凝型　肿块坚硬难消，久治不愈为主症者，可选用以下中成药。

乳癖消胶囊（片）

【成分】鹿角、蒲公英、昆布、天花粉、鸡血藤、三七、赤芍、海藻、漏芦、木香、玄参、牡丹皮、夏枯草、连翘、红花。

【功效】软坚散结，活血消痈，清热解毒。

【应用】

1）本品对于乳腺增生，除活血、软坚散结外，又用鹿角温阳以化痰，故适用于阳虚痰凝型，需久服缓治。

2）本品既能清热解毒消痈，又可用于乳痈初起（乳腺炎前期）。

【注意】孕妇忌用。

化岩颗粒

【成分】鹿角胶、紫草、熟地黄、肉桂、全蝎、延胡索等。

【功效】补肾温阳，活血化瘀，软坚消块。

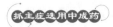

【应用】

1）本品是由我国著名乳腺病学专家、北京中医药大学杜玉堂教授发明研制。温阳化痰，活血软坚，通络止痛力强，适用于重度乳腺增生病。

2）本品也可用于乳腺癌手术后（三年零八个月之内）和不宜手术的晚期乳腺癌。

【注意】

1）孕妇忌服。

2）本药含有不易溶解的胶质成分和贵重药材粉末，故用开水冲后，将药渣同时服下。

（四）医生提示

1）长期情绪不良是诱发或加重乳腺增生的因素，尽量调畅心情，保持愉快。

2）乳房按摩有益于乳房的保健和乳腺增生的治疗。

3）适时婚育，积极哺乳，慎用含雌激素类药物、食物及美容护肤之品。

4）积极治疗月经不调等妇科疾病和其他内分泌疾病。

5）定期进行乳房自查及普查（包括乳房彩超和钼靶摄片等）。乳腺增生病患者应每半年至一年复查一次，以防他变。

子宫肌瘤

（一）什么是子宫肌瘤

子宫肌瘤是女性生殖器官中最常见的一种良性肿瘤，也是人体中最常见的肿瘤之一，故又称为子宫平滑肌瘤。属于中医"癥积"的范畴。多见于30～50岁之间的妇女，以40～50岁的妇女发病率最高，绝经后肌瘤可逐渐萎缩。子宫肌瘤患者常表现为月经量多，淋漓不止。但很多患者肌瘤较小也常无症状，多在体检时发现。肌瘤较大者，需积极治疗。

（二）中医如何治疗子宫肌瘤

子宫肌瘤属于中医"癥积"的范畴，常以活血破瘀，软坚散结为治。

（三）治疗子宫肌瘤如何抓主症选用中成药

肌瘤较小者，可选用以下中成药。

宫瘤清胶囊

【成分】熟大黄、土鳖虫、水蛭、桃仁、蒲黄、黄芩、枳实、牡蛎、地黄、白芍、甘草。

【功效】活血逐瘀，消癥破积。

【应用】本品活血破瘀力峻，有泻下逐瘀之功，适用于瘀血内停所致的妇女癥瘕，症见小腹胀痛、经色紫暗有块、经行不爽。对子宫肌瘤小于4厘米者有一定的疗效。适合于体质壮实者。

【注意】

1）孕妇禁服。

2）经期停服。

3）体质虚弱者慎用。

宫瘤宁胶囊

【成分】海藻、三棱、蛇莓、石见穿、半枝莲、拳参、党参、山药、谷芽、甘草。

【功效】软坚散结，活血化瘀，扶正固本。

【应用】本品化瘀散结，又益气扶正，适用于气滞血瘀证，症见经期延长、经量过多、经色紫暗有块、小腹或乳房胀

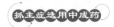

痛等。对子宫肌瘤小于4厘米者有一定的疗效。体质虚弱者宜。

【注意】

1）孕妇忌服。

2）月经期暂停服用。

桂枝茯苓胶囊

【成分】桂枝、茯苓、牡丹皮、白芍、桃仁。

【功效】活血，化瘀，消癥。

【应用】

1）本品较温和，属于缓消癥块之剂，适合久服缓治。用于妇人瘀血阻络所致的子宫肌瘤，适用于子宫小肌瘤、月经量正常的患者，3个月为一疗程。

2）本品也可用治慢性盆腔炎、卵巢囊肿等。

【注意】

1）孕妇忌服。

2）经期停服。

（四）医生提示

1）子宫肌瘤的确切病因不完全明了，应注意健康体检，如出现月经过频，经量增多，经期延长等情况，应及时做B超检查。

2）不要随意额外摄取雌激素，特别是绝经后更要注意，以免子宫肌瘤增大。

3）小肌瘤要定期观察，并服药治疗，大肌瘤必要时进行手术治疗。

4）保持心情舒畅，注意避孕和月经期保健。